頭顱顎肩頸背
即刻解痛

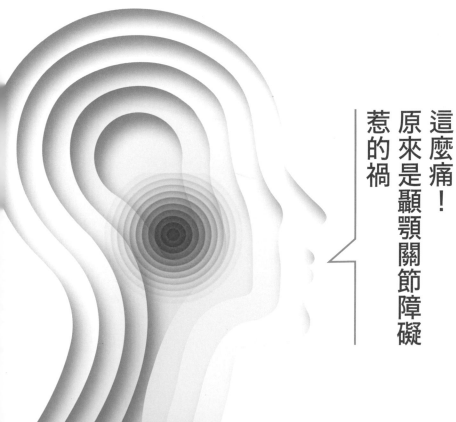

顳顎關節治療權威
大德物理治療所院長

——潘明德 著

這麼痛！
原來是顳顎關節障礙
惹的禍

Chapter 1
顳顎關節障礙10大迷思全破解

目錄 *contents*
contents

Chapter 4
一學就會,顳顎疼痛自療法!

作者序

贈人玫瑰手有餘香

　　身為一個物理治療師，執業到現在已經超過22年了，成功治癒過了許多不同問題的個案，其中也包含了許多種不同種類的運動員，包含常見的馬拉松、自行車、游泳、鐵人三項、重訓、健身，更包含了許多比較特別的運動選手，例如現代舞、芭蕾、散打、搏擊、柔道、巴西柔術、綜合格鬥、健美、健力、舉重、射箭、射擊、擊劍、鉛球、跑酷、自由潛水、美人魚、賽車、等……，也包含了許多不同職業的專業人士，例如鋼琴家、小提琴家、畫家等……。

　　最近數年，發現在越來越多的個案，是因為顳顎關節的問題而引發各種各樣的次發性的問題而困擾著，除了常見的下巴打不開、闔不起來問題之外，有些個案甚至有著睡眠障礙、吞嚥困難、胸悶、膏肓疼痛、耳鳴、頭痛、偏

頭痛、頭暈、寢食難安，甚至因而引發了生理、心理的失調，在我們的處理下一一解決的同時，也是這些個案描述分享了他們四處求治的過程，發現許多人的問題其實是在問題發生初期的表徵被忽視了，多年累積下來，才造成了比較複雜而更令人困擾的症狀。甚至很多人並不知道這些問題可能和一些最不起眼的日常生活習慣是息息相關的。而這些症狀發生了，也令人相當困惑而不知從何下手解決尋求協助。

　　本書是針對上班族、學生族、退休族、家庭主婦……等一般民眾，以及運動員、運動愛好者為提高運動表現的寫成。一般民眾常因為顳顎關節以及周邊相關結構、組織的問題而造成對生活品質的影響。而運動員常因為訓練強度較高，一旦顳顎關節相關的部分如果有問題，常會大量影響運動的成績表現。如果顳顎關節恢復正常，可以讓大家好好享受生活，運動方面也常會有更出色的表現。

　　第一章提出一些大眾常會問到的問題、困擾及迷思，第二章則是介紹顳顎關節相關的結構讓大家對於顳顎關節有一些認識，第三章的部分是真實案例，針對臨床的問題

提供思考方向以及解決的方式，第四章的部分針對顳顎關節的自我保健運動，透過簡單的運動，防止或緩解顳顎關節的問題。從迷思困擾到給予學理認知，並以臨床診療案例說明診療方式與自療的保健動作，帶給讀者系統化了解顳顎關節，同時也能夠知道防護與保養衛教知識。

坊間針對這類問題深入探討的書籍也是相當貧乏，因此，應許多已經治癒的個案的建議及要求下，個人決定針對顳顎關節障礙症候群出一本人人看得懂的書來介紹及解釋顳顎關節障礙。本書的出版，希望能讓大家對您的顳顎關節有更清楚而深入的了解之外，也希望大家能更注意避免一些容易引發顳顎關節問題的不良習慣及姿勢。

每一位個案都是獨一無二的，因為每個人的習慣都是不同的。所以我們必須站在一種全人的觀點去檢視問題，並針對每個個案個別的問題去找出問題，協助他們解決問題，而這對我個人而言，除了是一種當仁不讓、責無旁貸的責任，但也是一種樂趣。我們盡心盡力地去幫助人們解決他們困擾已久的問題的同時，並不斷地問我自己，還有沒有更好的方式幫助客戶解決問題，不斷地自我突破。

看到個案們因為問題解決了而繼續享受他們的生活，在他們的專業領域上持續發光發熱，如同諺語The roses in her hand, the flavor in mine.贈人玫瑰，手有餘香，無形之中也帶給我無限的喜悅和快樂。

當年，先是進了國防醫學院醫學系念了四年，但發現不太能適應軍事化的生活，轉而念陽明大學物理治療系，帶著醫學生的訓練及知識，因此對物理治療的領域有著很深的期許，是否能夠再幫助更多的客戶解決他們的困擾？也發現其實物理治療雖然不用藥、不開刀，但的確可以解決相當多不同程度的複雜問題。

最後，本書能夠順利出版，首先要感謝我的母親，及在我求學一路上，國防醫學院醫學系、國立陽明交通大學物理治療暨輔助科技學系、美國德州大學阿靈頓分校、國立臺北科技大學管理學院悉心指導的各位老師們。碩士班指導教授邱垂昱院長，讓我在醫學專業領域之外，引領我有更寬廣的視野。以及25年來國立陽明交通大學藥理所何禮剛前所長不斷的鼓勵，甚至我的初稿還特別費心地看了再三，給了許多寶貴的意見。國防醫學院牙醫所葉慶林老

師多年來，也為顳顎關節治療貢獻了許多見解。陽明交通大學物理治療暨輔助科技學系的王子娟、楊雅如、蔡美文等各位老師25年來一直以一種開放的態度不斷地提供我們新的治療觀念及想法，讓我們一直能夠保持在時代的領先。特別感謝一直在旁邊鼓勵支持的蘇怡慧，以及城邦出版社的林開富總編、蔡緯昱學長的大力協助。

　　相信這本書的出版，可以替許多有著顳顎關節困擾的人們解答心中的疑惑以及擺脫由此造成的種種不便與不適，從此開懷大笑、盡情享受美食而不再擔心！

潘明德

深入淺出的解決顳顎疼痛

國防醫學院牙醫學系前系主任／
三軍總醫院牙科部主任｜葉慶林主任

　　顳顎關節功能障礙是現代人常遇見的一種頭頸部病痛。有人因牙齒痠痛、咀嚼不易，甚至於張嘴困難而去看牙醫，有人因耳鳴、耳朵不適而去看耳鼻喉科，也有人因頭痛、睡眠困難而去看神經精神科。症狀不一，但嚴重影響生活品質。造成此類病痛的原因很複雜，結果且多與口腔周圍及頸肩部的肌肉受傷有關。

　　簡單的說，與現代人的生活方式、精神壓力及肌肉勞累有關。有人因生活壓力而引發夜間磨牙。有人因過度的激烈運動或工作緊張而咬牙切齒。有人因工作、閱讀、看電視、玩手機時長期的不良姿勢造成頭頸的肌肉緊張，都會對顳顎關節及其周圍的肌肉造成損傷。這種傷害，外表看不出來，但在功能上卻會造成牙齒痠痛、耳鳴、咀嚼困難、頭痛、頭頸部轉動困難等功能性障礙。

在治療上，為減輕痛苦，有時可用肌肉鬆弛劑減緩。有時牙醫師也採用咬合板治療方式減緩咀嚼肌及顳顎關節壓力。在物理治療師也常用電療及徒手治療的方式解決病痛。

潘院長明德先生，早年就讀醫學院，後轉習復健醫學，對於此類病患的治療有豐富的學養和經驗。如今據其多年對神經肌肉的生理研究及工作經驗書寫成書，深入淺出，圖文並茂。相信對普羅大眾對此類疾病的認識定有大助。

本人多次推介病患求治於潘院長，均獲良好回應，因特於推介本書。

從日常到應用的健康照護指南

臺灣物理治療學會理事長／
國立陽明交通大學物理治療暨輔助科技學系教授｜王子娟理事長

　　我很榮幸能夠為這本有關顳顎關節治療的書撰寫推薦序。潘明德院長是國立陽明大學的畢業生，曾是我的學生，現在已經成為一位傑出的物理治療師，他的經驗和專業知識將為這本書帶來非常有價值的內容。

　　這本《頭顳顎肩頸背即刻解痛》將引導讀者了解顳顎關節的結構、功能、疾病和治療方法。通過深入的探討和豐富的案例，讀者將學習到如何評估和治療這些問題，以及如何預防它們的發生。這本書不僅提供了理論知識，還提供了實用的技巧和方法，讓讀者能夠在日常治療實踐中應用。

　　作者在這本書中呈現了他的專業知識和豐富的臨床經驗。他對於顳顎關節治療的熱情和貢獻值得讀者們的讚賞和尊敬。我相信，這本書將對物理治療師、口腔醫師和其

他相關領域的專業人員，以及需要進一步了解顳顎關節治療的患者，都會有所幫助。

最後，我要向作者表示祝賀和感謝，他的辛勤工作和堅定信念，為顳顎關節治療的發展做出了卓越的貢獻。我期待著讀者們能夠從這本書中獲得寶貴的知識和啟發。

推薦序

遠離顳顎關節症候群的保健秘方

國立陽明交通大學物理治療暨輔助科技學系前系主任｜楊雅如主任

　　顳顎關節是一個頭部相當重要的關節，當我們說話、飲食、甚至打哈欠時，此關節會配合負責下巴開闔的肌肉群之作用，而使顳顎關節適當的活動。若此關節活動過度，像是：偏好食用有嚼勁的食物、經常吃檳榔、習慣性或經常使用單側咀嚼食物、長時間張口，或是經常不自覺的咬緊牙根，或有夜間磨牙的不良習慣等，皆可能會引發顳顎關節問題。

　　這本《頭顳顎肩頸背即刻解痛》是以顳顎關節症候群為主軸，從大家對於顳顎關節的常見迷思開始談起，重新建立大家對於顳顎關節的正確認識，再談到顳顎關節和相關症狀的自我檢視，對於目前有症狀的人或是曾經有症狀想要達到預防保健目標的人，可以進一步從書中所提供『12招72式顳顎預防保健』的單元中學到日常保健的簡單

方法，進而遠離顳顎關節症候群。

　　這本書的作者潘明德治療師是物理治療所的負責人，亦是一名相當有經驗的物理治療師，專精於肌肉骨骼問題的物理治療。在他的專業理念上，持續堅持提供高品質的醫療服務，以維護民眾的健康。潘治療師先前已經有許多成功治癒顳顎關節症候群的經驗，為了將他的經驗分享給更多人，幫助有需要的人找到適合自己的解方或知道如何尋求專業協助，他從專業角度出發，深入淺出的介紹顳顎關節以及保健策略，期待大家能從書中找到對顳顎關節更深刻的理解，進而建立更健康、更幸福的生活。

好學好用的顳顎關節診療書

國立陽明交通大學物理治療暨輔助科技學系前系主任｜蔡美文主任

　　我很榮幸能夠為《頭顳顎肩頸背即刻解痛》這本有關顳顎關節治療的書撰寫推薦序。作者潘明德先生是我早期的學生，現在已經成為一位傑出的物理治療師，以他多年的臨床經驗和專業知識將為這本書帶來非常有價值的內容。

　　這本書從生活中可能與顳顎關節相關但又常被忽略的功能異常問題切入，引導讀者了解顳顎關節對健康問題及生活品質的衝擊，進而解析顳顎關節的結構、功能、不同功能異常的症狀和防治方法。讀者將學習到如何檢測顳顎障礙，如何預防保健，以及可以如何治療這些問題。這本書的優點在於它不僅提供了理論知識，同時也提供了大量的實際經驗和示範。作者在書中提供了很多關於顳顎關節治療的實例，並且對如何處理各種不同的狀況進行了詳細的解釋。這讓讀者能夠更好地理解如何在實際操作中應用

這些知識和技能。

　　作者在這本書中呈現了他的專業知識和豐富的臨床經驗，他的寫作風格也非常易懂。我相信，這本書將對物理治療師、口腔醫師和其他相關領域的專業人員，以及需要進一步了解顳顎關節治療的患者，都會有所幫助。

　　最後，我要向作者表示祝賀和感謝，他的辛勤工作和堅定信念，為顳顎關節治療的發展做出了卓越的貢獻。我期待著讀者們能夠從這本書中獲得寶貴的知識和啟發。

從臨床出發幫助你找回健康

國立陽明交通大學物理治療暨輔助科技學系｜林吟亮助理教授

　　物理治療師潘明德是大我一屆的學長，學長這幾年在物理治療臨床耕耘許久，認真費心地對待病患，並且吸收新知與技術，給予病患最適合的治療，對於顳顎關節障礙這樣複雜的問題，為每位患者細心抽絲剝繭，找出最適合的治療方法。在學長的邀請下，很榮幸能幫忙推薦與介紹這本書。

　　雖然本身主要的研究主題是肩關節的動作分析與神經肌肉控制，但在幾年前剛回來台灣任教時，因為學生研究的興趣，所以和牙醫學院的老師合作一起完成了一個頸痛患者顳顎關節動作分析的實驗，因此對於顳顎關節稍有涉獵。顳顎關節相關的障礙有許多不同的樣態，而導致顳顎關節疼痛或障礙的原因複雜，與關節本身結構、周圍肩頸肌肉、其他鄰近關節、還有情緒相關，而有些理論也認為顳顎關節問題與全身肌肉骨骼的平衡有關。因為顳顎關節

問題的複雜性，牽涉許多專業，很多病患求助無門，或是覺得治療無效，而只能忍受疼痛與不便，進而影響到飲食、社交與生活。

這本書以可能的症狀描述為開場，帶領讀者了解日常生活中的習慣或症狀是如何與顳顎關節問題相關。接著以淺顯易懂的文字與圖片介紹相關解剖結構、力學與神經生理原理，並提供簡易的自評方式，自我察覺是否具有顳顎關節相關的問題。然後提供許多案例，描述不同樣態的顳顎關節問題與造成的生活失能與障礙，也在最後提供肩頸相關的運動，以及日常生活中對於顳顎關節保健的建議。

歐洲學者曾執行了大型的顳顎關節普查研究，希望找出造成顳顎關節問題的原因。這個大型研究發現，若曾自覺有顳顎關節輕微症狀，例如咀嚼時的疼痛或聲響，與日後發展成慢性的顳顎關節問題相關。希望這本平易近人的書可以讓大眾多了解顳顎關節的問題，可以在顳顎關節問題一剛開始產生時，或是有些輕微症狀時，人們就可以有所自覺而即時尋求幫助，避免慢性障礙與疼痛的產生。而書中的保健運動也非常適合現代靜態生活型態的人們，維持肩頸與顳顎關節的健康。

圖文並茂的物理治療大全

國立陽明交通大學藥理所前所長｜何禮剛教授

　　晃眼近三十年，猶記在佛乘宗大緣精舍講堂的陽光男孩。慵懶的自己學了太極，為了強迫自己早起練拳，於陽明大學任教期間，順便帶著些同學一起打拳。

　　作者初上陽明物理治療系後也加入了練拳的行列，之後於學佛和學校間和作者多所接觸與討論。一路看著作者成長，如今已是位優秀的物理治療師。

　　當作者告訴我他想要寫本關於顳顎關節的書幫助大家，並邀請我寫序。雖然對於相關的專業部分沒有深入的了解，但是還是高興的答應下來。看完圖文並茂的初稿，這是我的榮幸推薦本書給大家，衷心地希望《頭顳顎肩頸背即刻解痛》這本書的專業知識能夠幫助到有需要的讀者。

　　「紙上得來終覺淺，絕知此事要躬行。」物理治療不是仙丹，立竿見影、藥到病除，而是一件無聊又痛苦的過

程。復健期間,千萬不要自由心證、自以為是。堅持住並配合醫師和物理治療師的指示,扎扎實實作好整個療程。期間真是如人飲水、冷暖自知。

預防勝於治療,借助本書的專業知識,期望大家能夠養成正確的習慣,發現問題時能找到專業的協助和治療方式。

推薦序

預防減輕疼痛獲得美好生活

國立臺北科技大學管理學院前院長｜邱垂昱教授

　　現代生活與工作環境快速演變，使得顳顎關節問題越來越普遍，嚴重影響著人們的身心健康，因此，學習如何保護和治療顳顎關節對每個人的健康是非常重要的議題。

　　《頭顳顎肩頸背即刻解痛》以深入淺出的方式，幫助讀者瞭解顳顎關節結構和功能，以及相關疾病的診斷、治療和預防。讀者將獲得關於顳顎關節的詳細知識，並學習如何正確地使用和保護它們。此外，還介紹了各種治療方法和自我護理技巧，以幫助讀者減輕或預防疼痛，得到良好的健康與生活品質。

　　本書作者是一位在物理治療領域有著豐富經驗和深厚專業知識的臨床治療專家。他一直在這個領域中認真耕耘，致力於研究和探索，書中分享多年來對這一領域的探索和經驗的結晶，並將最新的研究成果轉化為實用的指導和建議。

　　我很榮幸並誠摯地推薦這本書，作者是一位我所敬愛的學生，他豐富的實務經驗和專業知識是本書珍貴的財寶，相信必能提供讀者在健康與生活品質上莫大的助益。

顳顎關節障礙
10大迷思全破解

你是否莫名感到臉部關節疼痛、嘴巴無法好好張開？甚至疼痛感延伸到眼窩、太陽穴，一痛起來就會情緒低落。現代人壓力大，隨之而來的身體症狀不勝枚舉，顳顎關節症候群就是其中之一，生活中有許多看似平常的壞習慣，可能是顳顎關節問題所引起。

這種錯綜複雜的現代文明病不限於口腔、臉頰、頸部，也會延伸到頭部、肩膀、背部、腰部、下肢。這個章節將會帶著你從顳顎關節障礙的迷思到破解，建立正確的醫病觀念。

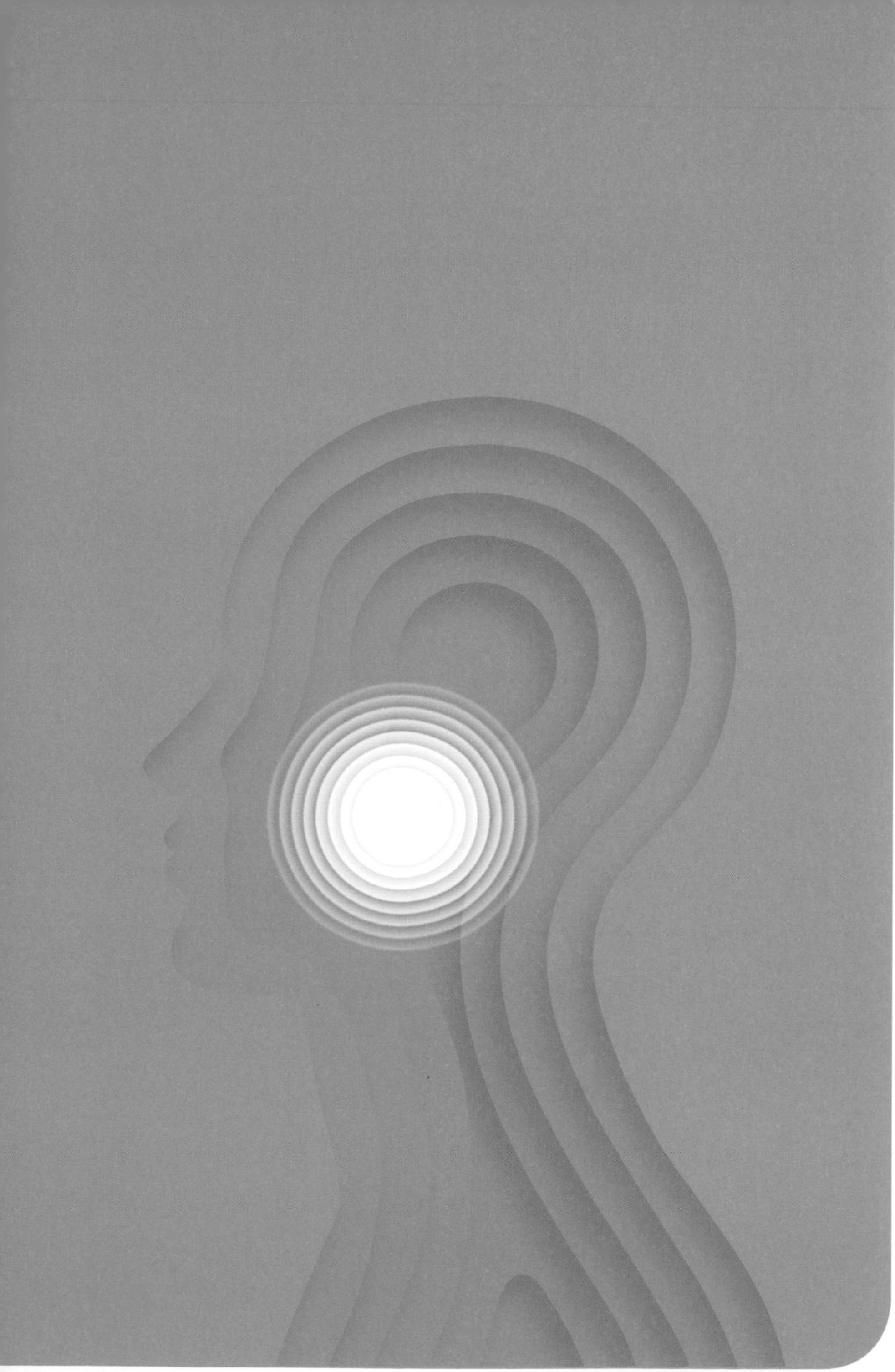

Q 只是笑容緊繃臉部僵硬， 不須就診沒關係？

在高度競爭的壓力下，每天上班好苦好累，總是維持著一號表情，偶爾勉強擠出尷尬又不失禮貌的微笑，久了之後肌肉好僵硬。有一天發現笑容緊繃，嘴巴好像只能抿成一條線，看起來非常不自然，而且越來越笑不開，角度一大就拉扯到臉部周邊肌肉，痛到面無表情，拖了好久才去看醫生，竟然說我是顳顎關節疾病，有這麼嚴重嗎？

　　一個長期壓力大的人，免疫系統變差、抵抗力減弱，變得容易生病，連肌肉、關節都會出問題。臉部肌肉僵硬、笑不開，有時還會出現發麻感，第一時間都以為是得了顏面神經麻痺或是自律神經失調，進而求助神經內科醫

師。有些人擔心懷疑是否罹患腦中風，因為表情不對稱、臉沒力、麻木的症狀像極了中風症狀表現。

表情動作、生活習慣都會讓臉部肌肉施力不同，當身體不自覺僵硬時，肌肉會呈現局部緊繃、痙縮，顳顎關節症候群就是肌肉長期處於緊張狀態下的結果，一個不自覺的硬擠笑容或抿嘴動作，看似沒有大礙，但是久了會造成整體筋膜系統失衡，首先影響到顳肌、咬肌，出現肌肉痠痛和無力，所以連笑起來都累！

顳顎關節疾病與身心壓力息息相關，上班族在辦公室一待就是10-12個小時，作息不正常，身心疲憊、感覺低落或是焦慮，連夜晚睡覺也無法完全放鬆，睡不好還會磨牙，臉部咬肌、顳肌、頸部斜方肌、胸鎖乳突肌還在不停運作。許多疾病都因壓力而起，不少民眾把肌肉痠痛歸為「辦公室症候群」，認為只要假日多休息就好，錯過黃金治療時間。

　　拖延就醫的結果就是嘴巴越來越張不開，要靠物理治療師協助，用超高能雷射、聚焦式震波、加上徒手治療，解決張嘴不順、紓緩顏面側邊的關節痛，切勿因為狀況時好時壞而暫停療程，有時候以為好了又再發作，只會讓肌肉痙攣、關節盤沾黏的情況更加嚴重。

Q 牙關開闔困難，磨牙落下骸，徒手喬一喬就好？

連續好幾天加班，早上總是精神不濟，一直頻頻打呵欠，嘴巴張到最大再哈氣一聲，提神順便釋放壓力。再平常不過的動作，卻突然「喀」一聲，下巴卡住動不了，下顎是不是脫臼了啊？我又不是被外力撞擊或用力張嘴吃東西，怎麼會「掉下巴」？一直用手揉捏，好像喬不回去，嘴巴閉不起來好痛苦，醫生說是因為長期半夜磨牙引起？

　　有聽過笑掉大牙，但是如果太過用力，下巴也會笑歪，原本十分歡樂的場景，頓時哀聲連連！這不是誇張的形容詞，現實生活中，不少人就因為張嘴過猛而下巴脫臼。我們常聽到的「落下骸」其實是下顎骨發生脫位，這

一塊最大、最強硬的顏面骨，可以轉動和滑動，主掌著說話、咀嚼、吞嚥和表情，如果卡住動不了，不僅無法吃東西，處理不好可能嘴巴無法正常開閉，又痛又難過，口水一直止不住流出來，看上去好醜好狼狽。

也有人打噴嚏、張嘴吃漢堡就脫臼，更誇張的是看牙醫嘴巴張太大又太久，當場就跟醫生說「我嘴巴合不起來了，怎麼辦？」許多人以為脫臼只是單純脫位，喬一喬就好了，自己用手硬扳，但有時弄巧成拙，看似把骨頭喬回去了，隔天起床更痛更腫，才又掛醫院急診。有些人可能直接衝去傳統國術館，請師傅徒手轉脖子和下巴，但可能過一陣子又會復發。

長時間張大嘴巴，容易導致顳顎關節內的韌帶鬆弛，突然用力張嘴則使關節頭滑出關節窩卡住。位於耳朵前方的顳顎關節和周邊肌肉相互配合作用，會因生活習慣、心理因素、外傷撞擊等因素產生顳顎關節障礙。

　　不說你可能不知道的是：磨牙這動作也會影響到顳顎關節，下巴脫臼也可能因磨牙而引起，持續數月或數年的夜間磨牙，自己白天沒有任何感覺，但是已經傷害口腔周圍的咀嚼肌群。

Q 追劇、打遊戲、滑手機，
烏龜脖正常不須擔心？

3C盛行，幾乎已經人手一機，上下班通勤總是看到人人低頭滑手機，到了公司又繼續埋首電腦。不少人大呼肩頸硬梆梆，到坊間按摩、指壓或整脊，想要舒緩肌肉痠痛，聽到師傅說「你脖子前傾的很嚴重喔！這是烏龜頸。」趕緊照鏡子檢查，真的有脖子前傾、駝背，直接預約了好幾堂課矯正姿勢。易造成頸椎間盤突出的烏龜頸跟姿勢不良有關，但也屬於顳顎關節症候群喔！

長時間姿勢不良，容易發生頸椎向前傾而變形，從側面看就像烏龜探出脖子，因此稱為「烏龜頸」。當我們看電腦螢幕或手機時，應該保持螢幕中心點在視線下方15—

20度的位置，否則頭就會不自覺地往前伸，肩胛骨也跟著聳立。久而久之，肌肉處於高張力壓迫狀態，造成肌肉無力及緊繃，同時影響血液循環。

快照鏡子看看自己有沒有頭頸向前傾、背部拱起，烏龜頸不只影響外在，更會導致肩頸不適。人的頭部重量大約是體重1／10左右，相當於一顆保齡球，全靠脖子、頸椎支撐，當低頭的角度越大，頸部所承受的重量也增加。長期低頭滑手機的姿勢改變頸椎角度，進而讓頸椎骨及軟骨變形，造成體態歪斜。電腦螢幕的高度不對，也會讓人圓肩、駝背、烏龜脖，加上鍵盤位置過高或離雙手太遠，兩肩膀常常是緊迫上揚狀態。

位在後頸附近上頸椎區的枕下肌群，連接頭骨與頸椎的肌肉，承擔穩定頭部與頸椎任務。當脖子向前伸時，後頸的肌肉會用力，長期下來便會引發病灶，例如肌肉拉傷、肩頸痠痛。別小看烏龜頸的傷害，有時候疼痛感

襲來，肩頸附近極度不舒服，頭痛到像要爆炸了，有時候還會因為枕下肌群與眼球的控制有關，演變成眼睛痛的問題。

　　枕下肌群也是顳顎關節的一環，別再只是按摩脖子、肩膀、背部了，多練習枕下肌群放鬆法，從根本治療頸部僵硬。

Q 咬嘴唇、咬鉛筆、咬指甲，天生習慣不用緊張？

心理測驗總是說：習慣動作會洩漏一個人的性格、感情觀、金錢觀，潛意識超神準透露內心真實想法和渴望。你是不是也想知道咬嘴唇代表什麼？咬鉛筆和咬指甲又反映哪些情緒？其實這些「非口語行為」的背後原因可能是焦慮或緊張，透過「咬」的動作減緩壓力來源，雖然滿足上下顎肌肉的感覺需求，久了容易產生暴牙以及顳顎關節疼痛。

　　你在日常生活中，是否經常咬嘴唇、咬指甲，甚至咬鉛筆、咬吸管，這些癖好難道是口腔期不滿足嗎？根據研究，咬東西可以刺激神經系統，幫助冷靜、專注，不少人在開會時習慣咬筆、陷入沉思咬指甲。回溯嬰兒時期的吸

吮行為，除了攝取足夠的營養，同時也得到安全感，這原
理跟「咬食」一樣，令人感到舒服，也排解活動不足的無
聊感。

即便脫離童年許久，有些人仍會咬嘴唇、咬指甲使心
情平靜。這些壞習慣易造成嘴唇乾裂流血，而且會忍不住
用伸舌頭舔嘴唇，惡性循環越舔越乾。咬指甲則會把細菌
吃進嘴裡，或是咬出傷口和發炎，要小心無法自拔地咬指
甲，可能是緊張情緒衍生的強迫症。

咬筆想事情看上去好像很有學問，有「認真最美最
帥」的專業感，但太常用牙齒咬硬物，容易導致牙齒斷裂
以及讓關節受傷。亂咬東西有礙觀瞻，改成口香糖總可以
吧？嚼口香糖確實可以緩解焦慮、保持大腦活躍，許多運
動員在比賽時都會嚼口香糖提升專注力，但壞處是咀嚼肌
更加發達。咀嚼肌肥大的結果就是變成國字臉、方下巴，
難怪運動員的臉總是顯得特別大！

　　要特別注意的是，不良咀嚼習慣會讓面部肌肉緊繃，容易頭痛、肩頸痠痛。咀嚼時偏向單邊則會產生牙齒高低差，低的一邊自然增加向上抬起的力道，頭部為了配合偏移位置，出現平衡感失調，莫名暈眩和耳鳴跟咀嚼習慣有關。

Q 鼻塞過敏、眼睛疲勞、頭痛緊繃、睡不好，好困擾？

鼻竇炎和過敏性鼻炎並不一樣，可以從鼻涕的顏色和黏稠度來觀察，但如果治了一陣子還沒有明顯改善，就要從其他地方找出鼻塞、打噴嚏的病因。跟咬合作用息息相關的顳顎關節，連結了下顎與頭顱，一般有牙關緊咬、姿勢不良的壞習慣，就會卡住顱、顎、頸之間的相通性，造成鼻子不通，或是顳顎關節發炎影響耳朵周圍等相關部位。

你的鼻子問題是顳顎關節發炎所引起的！聽到這句話可能讓人滿頭霧水，鼻塞與鼻過敏跟這個部位有什麼關係呢？民眾常常「頭痛醫頭、腳痛醫腳」，這方式雖然沒有

不對，但是人體的肌筋膜構造是互相串聯的網絡，有時候醫生一壓耳道前臉頰的地方，患者面露痛苦說：「好痛！」才知道顎顳關節出了問題，鼻塞不通像極了過敏，所以不以為然。

　　小小的症狀，反映了日常壓力太大，導致無意識地用力緊閉牙齒或抿嘴，有時候睡覺都可能繼續磨牙或緊咬，肌肉和關節沒有辦法休息，頻繁磨損而出現發炎。最初只是覺得呼吸不順暢，隨著日子增加，鼻塞和鼻過敏越來越嚴重，頻繁跑耳鼻喉科吃藥。從問題根本來看，都是「頭頸肌肉太緊」所造成。

　　緊咬牙齒讓頭頸肌肉張力異常，改變頭頸部血液循環，出現打噴嚏、流鼻水、眼睛痛、頭痛及眼睛疲勞酸澀，有些人視線模糊以為自己得了老花！當我們過度承受壓力時，身體其實會預警，千萬不要忽略這些小毛病，鼻塞就常見於壓力過大的案例中，只是當事人會以為空氣不佳、罹患小感冒

等。最佳解決之道是靠充足的休養，以及卯起來積極治療，否則鼻塞影響呼吸、睡眠品質、情緒等。

有些鼻竇炎患者會出現眼部併發症的情況，顳顎關節的鼻塞症狀也會！因為張力問題，下顎顳肌會因代償而過度誘發或緊繃，導致太陽穴附近的頭痛，延伸到眼窩，可先用毛巾冷敷紓緩。

Q 閱讀障礙，看書會跳字，天生的只能認命嗎？

生活周遭，有不少人為閱讀障礙所苦，但是他們的學習能力沒有問題啊，甚至激發在其他方面發揮潛能，在各領域發光發熱。你也有突然唸不出字、看書會跳字的困擾嗎？目前科學家還在找出影響閱讀發展與注意力障礙的主因，但已經知道「斜頸症」是閱讀障礙族群之一，頭部偏向一邊，能完整看完文章內容的範圍自然有限，解決斜頸肌張力障礙可增加關節活動度。

有很多家長煩惱：孩子出現閱讀障礙的症狀，沒辦法明確表達自己的想法、順利讀完整篇文章。跟同年齡的孩子相比，寫字速度緩慢且錯字連篇，也會搞混左右部首錯

置，像是把陳的寫成「唻」，英文則是b變成d了，唸書也隨意按照自己的想法跳著讀，這樣的情況讓家長好著急，孩子感到吃力、沒信心。

　　閱讀障礙除了部分腦神經的功能缺損，也跟俗稱「歪脖子」的斜頸症有關，主要是肌肉攣縮，導致頸部歪斜、頭部偏向一邊。脖子歪一邊是許多人有過的經驗，聽起來很像落枕，但成因完全不一樣！幼童的斜頸跟子宮內壓力異常及胎位不正有關，長期姿勢不良是成人歪脖子的元兇，低頭工作、滑手機拉傷斜方肌和提肩胛肌。

　　影帝李康生曾公開說明自己得了斜頸症，後來復健配合正常作息，脖子歪斜疼痛的狀況漸漸好轉。《黃飛鴻》系列電影中的鬼腳七，瘸腿歪脖但是出腳又快又狠，歪脖子似乎沒有影響他的腿功！後天的頸部歪斜，有些能自行恢復，大部分還是需要長時間復健，讓頸部不平衡的張力降下來。

　　整體來說，頸部肌肉負責支撐頭部，也跟控制眼睛活動的肌肉相關，歪脖子理所當然看事物受角度限制，肌肉張力的失衡除了造成頭部歪斜也會影響視力協調，所以看字會一直跳、漏。另外，頸部疼痛讓人感到疲勞、降低專注力，當大腦忙著應付疼痛感，自然無法專心寫字閱讀。

Q 不只吃東西覺得好累，吞嚥還很困難，怎麼做才能康復？

臉頰靠近下巴的地方好痛，蔓延到耳朵、太陽穴，覺得頸部肌肉變得好僵硬，現在連吃東西都有困難，張嘴、咀嚼、吞嚥傳來陣陣刺痛感，只好改成吃流質食物，整個人好厭世，這樣下去該怎麼辦？一直吃流質食物好怕生理狀況退化！看了神經科、耳鼻喉科，最後在牙科檢查診斷顳顎關節障礙，該做咬合板治療嗎？還有什麼方法可以擺脫肌群疼痛？

現代人生活壓力大，積勞成疾出現在顳顎關節上，真的有苦難言，連最基本的生理本能都出了問題。顳顎關節症候群最難受的地方，莫過於「開不了口」。因為咀嚼肌

群過度興奮而痙攣，張嘴有喀喀聲，吞口水、飲食也會有「咚」或「蹦」的聲響，甚至下巴還會左右搖晃。

　　不少患者到診間主訴：我真的不想吃東西，張嘴痛，咬比較硬的食物時，耳朵前方也好痛。顳顎關節疼痛跟吞嚥困難不同，前者是顳顎關節和周邊組織、咀嚼肌肉群過度使用而失衡，張嘴、咀嚼功能受限。吞嚥困難的表現是食物含在嘴巴遲遲無法吞下，或是有東西卡在喉嚨的異物感，容易嗆咳導致肺炎，一般常認為主因是老化而肌肉量下降，臉部肌肉與口咽部肌肉無力。但是最近的一些研究發現吞嚥困難常常與顳顎關節附近的肌肉張力失衡、肌肉痙攣有相當大的關係。

　　再回到顳顎關節疼痛而無法進食，嘴巴痛當然不想吃東西！連開闔都有問題了，只能望食物而興嘆，改成吃稀飯粥品，被旁人笑說是老人家的牙口。顳顎關節周遭的肌群因精神緊繃與壓力過大而僵硬，或是常咀嚼較硬食物使

用過度，就會讓顏面肌肉痠痛不已，飲食障礙、無法正常張口說話的狀況一直來。

壓力、磨牙、不當咀嚼都是致病因素，撞擊外傷、風濕性關節炎也會產生顧顎關節疼痛。有吞嚥困難症狀，應先找語言治療師、耳鼻喉科醫師評估；如果是嘴巴開闔障礙、咀嚼肌異常、臉部肌肉痠痛，可先由牙科醫師判斷症狀和疼痛是否和牙齒的咬合不良有關如果上述的醫師們認為沒有該科別相關的問題，可能要請對顧顎關節症候群熟悉的物理治療師評估是否該從顧顎關節的方面著手處理。

Q 耳鳴時揮之不去的嗡嗡聲，疲勞轟炸沒有診療的方法嗎？

耳朵常常嗡嗡作響，是耳中風症狀嗎？揮之不去的雜訊聲比魔音穿腦還擾人！沒有感冒、鼻竇炎，也沒有耳朵感染或耳道堵塞，到處尋醫找不到原因，吃藥、打針也沒有多大效果，偶爾旅行放鬆才改善，但是一回到工作崗位又復發。某天跟醫師聊到：很常用脖子夾手機講電話，馬上就被糾正 NG 姿勢，原來頸椎單側過度用力，也會發生耳鳴。

關於耳鳴，每個人或多或少都有相關經驗，不論是低沉、尖銳或悶塞的不適感，總使人心煩氣躁。為什麼會有耳鳴？耳鳴不被定義為疾病，通常是聽力受損所產生的聽

覺與神經學反應，包括創傷、病毒感染、耳炎、藥物影響、長期暴露在高分貝噪音中，也有可能是先天耳蝸構造異常，有時還伴隨著頭暈目眩。

　　耳鳴被喻為關不掉的噪音，症狀發作且愈發嚴重時，容易心情低落、難以集中精神，長久累積的鬱悶和壓力，懷疑自己是不是有幻聽！耳鳴初期，常因聲音細微而被疏忽，後來越來越大聲且持續不停，令人抓狂。到醫院做了一堆檢查都說沒有問題，直到醫師輕壓耳前方的顧顎關節時，才發現是平常姿勢不良讓肌肉代償性地變緊繃。

　　長期伏案工作的「硬頸族」，只注意到肩頸痠痛的問題，忽略了因頭頸部張力過高的耳鳴，要是沒有找出顧顎關節盤異位的原因，隨意整脊推拿，可能加重急性發炎。不想讓肩頸僵硬，隨時提醒自己保持正確姿勢，每天撥空放鬆頸部與頭部筋膜，避免周邊組織變緊繃，能活動的範圍和角度就能逐漸恢復了。

　　撇除其他疾病引起的耳鳴，顳顎關節過度使用時，頭頸部肌肉緊張收縮，影響周圍的神經感覺，易出現耳鳴、耳朵脹。不要以為耳鳴或耳朵痛是生理機能退化，當發現頭頸、面部、下巴不適，應調整生活作息放鬆心情，透過物理治療復原受傷的肌肉組織。

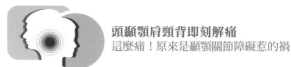
Q 打鼾、睡眠呼吸中止，
只是呼吸小毛病，
不用大驚小怪？

辛苦工作一天，晚上梳洗之後，躺上床幾乎秒睡，沒多久就發出震耳欲聾的打呼聲。枕邊人抱怨：只有你睡得很香甜！打鼾給人的印象是完全進入深層睡眠，事實上，這是空氣通過狹窄的呼吸道所發出的聲音，若呼吸過慢或暫停，當心已罹患睡眠呼吸中止症，恐造成身體缺氧。為什麼會打呼呢？戴止鼾器有效嗎？治療顳顎關節可能更能有效緩解。

　　打鼾問題擾人清夢，不只吵得枕邊人不得安眠，有時候還會被自己突如其來的如雷鼾聲嚇醒！呼呼大睡看似好眠，但醒來後常抱怨頭痛得厲害、睡再久也睡不飽。過去

認為打鼾是白天工作太累，現代醫學發現，睡覺打鼾是因為上呼吸道管腔狹窄，其一是生理結構異常，例如鼻中膈彎曲、扁桃腺肥大、或是因為肥胖造成舌頭變得肥厚，氣流無法順利通過。

其二是喉嚨周圍肌肉張力不足，所以進入熟睡期時，舌頭會自動向後滑，塞住咽喉，發生呼吸中止或是停滯。根據統計，男性打鼾問題的比例高出女性許多，不少民眾在求診時，心急問：我先生會不會在睡夢中真的不呼吸了？到了夜晚，太太焦慮到無法入眠，整晚觀察另一半的呼吸狀況。

台灣男性因為體型肥胖、脖子較粗短，罹患睡眠呼吸中止症的機率大大提高，再加上仰躺姿勢，舌根和軟顎更容易壓到喉嚨後壁。改變睡姿可以減輕打鼾，但是只能暫時安靜幾分鐘，因為翻個身又開始鼾聲大作了！割除軟組織可以改善先天生理結構，讓咽喉部的空間加大，但有

時卻難以完全根治，可能因肌肉鬆弛而復發。

　　解決肌肉張力不足是不用藥、不動刀的另一個好方法，平常多鍛鍊舌頭力量，讓舌頭擺在正確休息位置，減少在夜間鬆弛無力而導致打呼的機會；選個高度、軟硬適中的枕頭，改善打鼾問題也有很大的幫助。軟顎、咽壁、舌頭、喉頭都屬於顳顎關節相關構造，打鼾也是咬合干擾的一種。

Q 美食當前嘴巴打不開、還被嫌講話咬字不清，該怎麼辦？

傳統燒餅油條配豆漿，酥酥脆脆好有層次；美式漢堡加奶茶，偶爾換換西式口味也不錯。每天大口吃美食，小心猛吃帶給口腔壓力！嘴巴出現開闔不適，總以為是牙齒發炎或喉嚨痛，殊不知是飲食習慣錯誤出現顳顎關節障礙。如果拖著不處理，最後會產生關節韌帶變形，痛到沒動力吃東西，講話也含糊不清。

上班壓力好大，回家看到電視上大口吃的廣告，馬上開始操作外送平台，用吃發洩鬱悶情緒。連著好幾個月，覺得下巴好痠痛，以為揉捏按摩就好；過了一陣子，嘴巴

竟然無法張開到正常的大小，而且顱顎關節處疼痛，時不時頭痛、肩頸僵硬痠痛也跟著來，吃肌肉鬆弛劑都不見改善。

沒辦法張嘴吃東西，改成吸管、湯匙或小小口進食總可以了吧！鴕鳥心態逃避看醫生，最後連滷蛋切一半都無法塞進去，再不就醫治療，全靠流質食物連咀嚼肌都退化。顱顎關節患者的症狀相當多元，一開始表現在嘴巴咬合，開嘴有聲音、咀嚼有疼痛感、臉一側腫脹等，讓人誤以為是太累、免疫力下降造成，多休息就好。

拖到後來，看身心科諮詢壓力和睡眠問題、看中醫針灸疏經通絡止痛、看牙科進行咬合板治療或注射玻尿酸、關節鏡沖洗過度發炎沾黏的組織，過程苦不堪言。顱顎關節是身體中最複雜的關節之一，經常施力磨損，關節及肌肉無法獲得足夠休息就可能發炎，接著再影響周邊的筋膜，肌肉群有連帶作用，拖越就越難治療。

顳顎關節症候群會自己好嗎？好好放鬆睡一覺，暫時能減少夜間磨牙導致的下顎關節及側面耳際區域疼痛，長遠來看還是要透過復健治療，放鬆筋膜張力，回復到平衡狀態。打不開顳顎關節該怎麼辦？找牙醫師調整咬合，以及冰敷、徒手治療、關節鬆動等物理治療；若是疼痛點太深，搭配震波及超高能量雷射治療能加速軟組織修復及再生。

Chapter 2

你的顳顎還好嗎？

你是否莫名感到臉部關節疼痛、嘴巴無法好好張開？甚至疼痛感延伸到眼窩、太陽穴，一痛起來就會情緒低落。現代人壓力大，隨之而來的身體症狀不勝枚舉，顳顎關節症候群就是其中之一，生活中有許多看似平常的壞習慣，可能是顳顎關節問題所引起。這種錯綜複雜的現代文明病不限於口腔、臉頰、頸部，也會延伸到頭部、肩膀、背部、腰部、下肢，如果有些痛找不出原因，要尋求專業醫師的意見，依據症狀採取不同的治療策略。

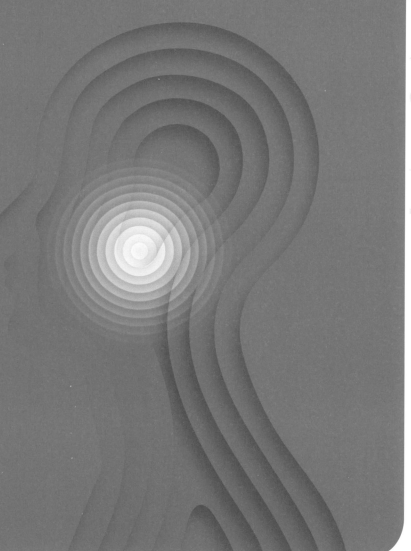

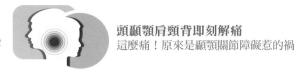

這個關節影響全身健康

顳顎關節在哪裡？

日常說話、大笑、刷牙、打呵欠、吞嚥咀嚼等張口閉口的動作，都會使用到「顳顎」部位，這個人體頭部唯一可動的關節（Temporomandibular Joint, TMJ），也是人體中最複雜的關節之一，又稱「下巴關節」，位在耳朵前方、下顎骨的兩側，與顳骨連接，通過附近的肌肉和韌帶來控制下顎的上下開闔、左右、前後位移動作很複雜。尤其是透過筋膜系統連接整個頭頸和背部、腰部，一直延伸到下肢，可說是「牽一髮而動全身」。

人類對於醫藥、醫學的知識是一點一滴累積所產生，顳顎關節對人體的重要性也是逐漸被發現，剛開始可能只知道嘴巴出現不適，後來衍生出其他症狀，綜合疼痛和

功能異常而稱之顓顎關節障礙（Temporomandibular Joint Disorders, TMD），迄今已經是常見的文明病。根據資料顯示，約有20~30%的人，有顓顎關節障礙，好發於20~45歲族群，女性患者比例約是男性三倍，患者時常會覺得嘴巴打不開、咀嚼、吞嚥、打呵欠、說話時有疼痛感，甚至是連嘴巴不動時也會疼痛，肩頸痠痛也是症狀之一。

顓顎疼痛的成因與生活困擾

　　除了嘴巴開關功能之外，與顓顎關節相關的身體狀況還包括：吞嚥障礙、喉嚨一直有痰或異物感。另外還包括頭暈、暈眩、耳鳴或是經常會覺得鼻塞、頭部悶悶脹脹、無法集中注意力、思路不清晰。有些人則會有視線模糊，甚至自律神經失調等，造成生活一大困擾。

　　顓顎疼痛的原理是什麼？可以用槓桿原理來說明，知道施力作用和平衡機制後，就要盡早開始維護保養，避免

轉為各種慢性疾病。

人體口腔的開闔，運用到古希臘科學家阿基米德所提出的「槓桿原理」，想要讓槓桿達成平衡，作用在槓桿上的二個力矩施力臂和抗力臂。槓桿又分成費力槓桿、省力槓桿和等臂槓桿，槓桿原理也稱為「槓桿平衡條件」。當施力臂越長越省力，越短越費力；抗力臂越長越費力，越短越省力。

支點位於中間，施力臂和抗力臂長度相等的槓桿是「等臂槓桿」，蹺蹺板、天秤、剪刀等均為等臂槓桿，不省力也不費力。（圖2-1）

靠著比較施力臂、抗力臂的長度，可以將槓桿分為三類：

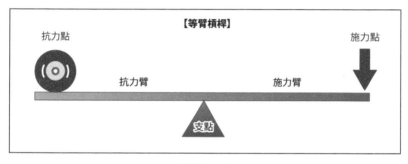

（圖2-1）

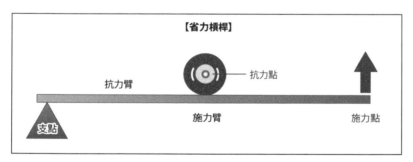

（圖2-2）

　　施力臂長於抗力臂的槓桿是「省力槓桿」，這可以省力。 開瓶器、手術剪刀、裁紙刀，等均為省力槓桿，可以用較小的力氣移動重物。（圖2-2）

顳顎關節的開闔作用，是屬於費力的槓桿，即抗力點在遠端，施力點位於支點及抗力點之間，抗力臂長於施力臂。例如：鑷子、筷子、掃帚、釣魚竿等，都是運用這種槓桿原理。（圖2-3）

• 平衡覺失調可能引起暈眩

最新研究認為，顳顎關節的軸心支點不應只是在下顎骨髁狀突的中心，而是落在第一和第二頸椎中間位置（圖2-4），而第一頸椎和第二頸椎維持著身體重要的平衡功能。另外，新的研究及解剖證據顯示，枕下肌群似乎連接著硬腦膜，而枕下肌群也與眼球的控制有關，所以枕下肌群的張力過高，可能會影響造成暈眩及視覺協調、平衡覺等等問題。 當頸椎附近的肌肉痙攣緊繃時，會間接造成「平衡覺（Sense of balance）」受到影響，甚至有些人有找不到原因的暈眩，都可能跟顳顎關節有關係，這也是為何許多運動問題，都需要特別留意顳顎關節與附近肌群，因「平衡覺」這部分會影響到身體其他系統的協調。

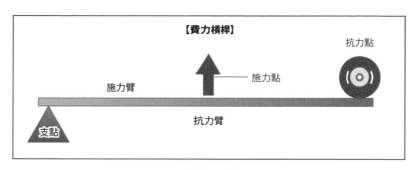

（圖2-3）

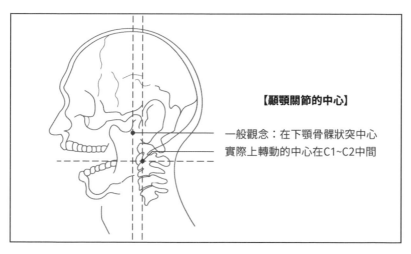

（圖2-4）

● **咬合不正比較難以專注**

　　在高速運動下，如果肌肉張力過高或是有相關障礙的話，會使得運動項目成績大受影響。所以，當牙齒與顳顎

關節穩定時，頸部肌肉會讓頭部穩定下來，身體有穩定的重心。相較之下，咬合不正的人，常容易不自覺地晃動，也比較難以專注。

• **嘴巴開闔困難影響營養吸收**

對中老年人來說，主要是會影響生活安全，因為顧顎關節的緊繃不適，除了影響到嘴巴的開闔，使飲食消化能力大打折扣，家中長輩更容易因為「平衡覺」出狀況而暈眩跌倒，恐損及健康與生活安全。

• **低頭族龜頸引發自律神經失調**

顧顎關節疼痛是現代文明病，過去低頭看書會造成傷害，現在都是換成低頭玩手機，姿勢不良造成龜頸！從龜頸的側面來看，可以理解為何自律神經失調也與顧顎關節有關聯：當顧顎關節附近肌肉緊繃時，就可能會對顧顎關節附近的神經造成一些影響，如三叉神經甚至是一些自律神經。 而加上新的研究及解剖證據顯示，枕下肌群似乎連

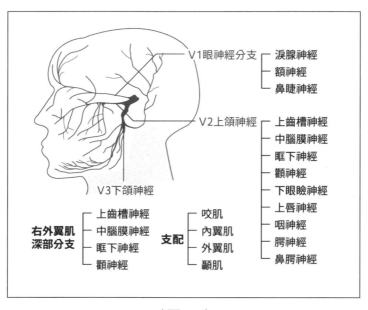

（圖2-5）

接著硬腦膜，而枕下肌群也與眼球的控制有關，所以當下巴過度前伸時，也會讓枕下肌群的過度緊繃，影響造成暈眩及視覺協調、平衡覺等等問題。 疼痛沿著神經分布，有些人會誤以為是三叉神經痛，甚至在服用神經痛用藥後，仍然效果不佳。

• **眼鼻唇的發癢乾澀腫脹麻**

三叉神經有三條分支（圖2-5），上面會連結到眼睛、鼻子，下面會連結到上下嘴唇，都會因為肌肉的僵硬而可

能讓人眼眶發癢、眼睛乾澀、鼻塞腫脹或是上下嘴唇、臉頰摸起來麻麻的，若單純只是鼻子、眼睛或嘴唇的不適症狀，就容易忽略了其他的影響性。

• 喉嚨異物感或卡痰感

顧顎關節附近肌肉的緊繃也會影響吞嚥，有些人在飲食時會覺得食物放進嘴巴內卻難以吞下去，甚至還有老痰卡在喉嚨的感覺，其實所謂的老痰並不一定真的是痰，而是有異物感，主要是因為肌肉太緊造成感覺上有「轉移痛」（圖2-6）。吞食下嚥的過程，喉嚨要稍微往上升（想像一下喝水），並牽涉到舌骨附近肌群：包括下顎舌骨肌、胸骨舌骨肌、肩胛舌骨肌、甲狀舌骨肌和胸骨甲狀肌，他們都是在舌骨上，若太緊而肌肉痙攣，會在吞嚥時有肌肉動不了的現象，會覺得吃東西變得有些辛苦。或者是喉嚨一直有異物感，這就是「轉移感」，還有就是枕下肌群太緊也會轉移到前面的喉部來，看診時主訴老是覺得喉嚨卡卡，但又咳不出來。

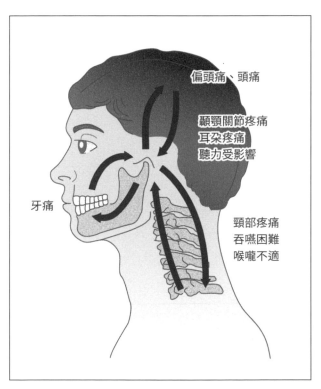

（圖2-6）

　　你在張開嘴巴時是什麼感覺？會去留意嗎？以前科學家很少想到顳顎關節對人體的影響。但是在現實生活中，貓和狗也的確會有顳顎關節的問題，而且當動物的顳顎關

節出問題時，牠們會完全不想進食而不斷消瘦。若以遠古化石來看，專家也無法揣測暴龍在撕咬東西時，嘴巴會不會卡住？或者是咬到一半的時候，暴龍發現顱顎出狀況把到嘴的食物輕易放走？或是有沒有人想過：老虎和獅子在搏命的時候突然發現嘴巴張不開，只好放棄敗興離開？這些動物的生存年齡太短，終其一生都是在用嘴巴去掠食維生，老虎和獅子平均壽命只有18歲，10幾歲就已經算老了，只求生存，無法顧及細節。至於人類，在幾十年前，五十肩、失眠、落枕、腰椎疼痛⋯⋯這些健康問題幾乎沒人在意，現在生活品質越來越高，大家自然會更關照到自身健康局部細節的靈活度、關聯與功能性。

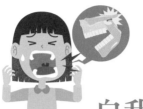

自我檢測顳顎障礙

顳顎關節障礙是如何發生的？

　　肌肉為何會緊繃？常常多數是因為飲食時的嘴巴開闔使用不當。其次是意外，例如吃東西時，突然在軟嫩的食物中咬到一小塊硬骨頭，嘴巴咬合突然「喀喀」一聲，下巴出現錯位。還有許多是受到外力撞擊，導致關節、肌肉受傷，嘴巴合不起來。顳顎關節的開闔有一定的角度、範圍，若遇意外、撞擊超出他的負荷，則易造成損傷。另外還有些是因為拉肚子口服「下火神器」黃連素，或是因為噁心嘔吐，口服了一種很常見的胃腸道動力藥普瑞博思（西沙比利）引起錐體外系反應，急性肌張力障礙，導致了顳顎關節脫位。以下就是常見造成顳顎關節障礙的原因：

❶ 牙齒咬合不良、吃東西時是否都只用一側咀嚼。

❷ 緊張、焦慮、自我要求高者。

❸ 精神壓力大、過度疲勞者。

❹ 作息不正常、睡眠品質差、飲食習慣不佳者。

❺ 有白天或夜間磨牙習慣者。

❻ 平時習慣牙齒緊咬。

❼ 喜歡咀嚼較硬的食物、咬筆桿、咬指甲、嚼口香糖。

❽ 長期頭頸部姿勢不良、托下巴、噘嘴、咬嘴唇。

❾ 臉部或下顎關節曾受外力撞擊導致外傷或骨折。

❿ 張口或持續說話時間過長、持續張口呼吸。

⓫ 一些藥物的影響。

上述幾種顳顎關節障礙處理的方式雖然不同，但在進行治療改善時都會掌握兩大原則：

❶ 相對位置的結構要回到正常位置。

❷ 過緊和受傷的部位要如何復位和修復。

　　一般民眾都是損傷頗為嚴重才想辦法找物理治療師求治，其實顳顎關節障礙的發生過程是有跡可循的，通常從臉部肌肉不適開始，若能及早察覺、改善，就不用忍受持續數月或數年的疼痛，影響生活不便。有些人會因為顳顎關節障礙造成的臉部歪斜、表情異常而減少人際社交，處在一種無法放鬆且疼痛的感覺中，累積出其他心理疾病。

如何評估顳顎關節的問題

　　你是否常這邊痛、那邊痛，但是不清楚到底是骨頭關節出問題，還是肌肉痠痛或神經被壓到，不妨使用量表自我檢測。

- ## 量表一｜你的顳顎關節有問題嗎？

　　初步了解自己是否有顳顎關節的問題，可以從以下10個問題來檢查。

❶ 嘴巴張不太開。

❷ 下顎不能順暢的往左右兩邊移動。

❸ 咀嚼時會疼痛或容易疲累。

❹ 經常頭痛或是偏頭痛。

❺ 自覺肩膀、頸部僵硬。

❻ 顳顎關節附近或是耳朵會痛。

❼ 嘴巴打開會有「喀喀」聲音。

❽ 有半夜磨牙的習慣。

❾ 牙齒上下或前後的咬合不正。

❿ 容易緊張，嘴巴咬合很難放鬆。

根據自己過去的經驗評分。

有＝10分，沒有＝0分，有時候有、有時候沒有＝5分。

總分與顳顎關節問題之關聯性。

分數	說明
0~15分	無風險
20~40分	輕度風險
45~60分	中度風險
70~100分	高度風險

附註：

1.此量表僅為風險預測，低風險不代表不會發生、高風險不代表一定會發生。

2.顳顎關節的問題很多，可以被診斷出來的疾病也很多，如果已經有不適徵狀，建議自我評估後，尋求物理治療師或醫師協助改善。

• 量表二｜你有多麼疼痛？

　　一般常使用視覺類比量表，這種量表可幫助了解在身
上的症狀所形成的疼痛到達哪一個程度！

■視覺類比量表（VAS, Visual Analogue Scale）

　　從零到十，從微痛到痛不欲生，各種疼痛的程度，在
直線上標記。（圖2-7）

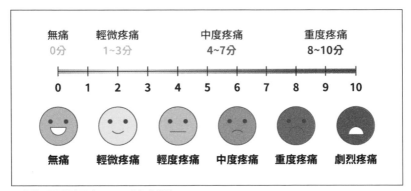

▲上述 視覺類比量表VAS可以畫成橫的0—10

（圖2-7）

顳顎關節的症狀

• 肌肉痠痛

當肌肉在長時間使用後，可能因為超過了肌肉原本的肌肉力量或是肌肉耐力的負荷，而會導致些許的痠痛。就如同比較少走路的朋友，一時心血來潮參加了馬拉松比賽，在比賽的過程，就可能因為身體負荷過大而痠痛到難以完成。而且，在運動後的1到3天左右，可能會出現遲發性的肌肉痠痛（DOMS; Delay Onset Muscle Soreness）。

臉部雙頰附近的肌肉也是這樣，有時候突然一時嘴饞，吃了一些很有嚼勁的食品，或是突然因為接了某個重要的職務而壓力山大，短時間內肩膀、脖子、後背、腰部就開始緊繃起來了。過了幾天，怎麼發現眼睛也痠了；再過二天，才查覺到怎麼吃東西的時候，臉頰部分的咀嚼肌也變得痠痛起來，而且隔天起床，另一半小小抱怨：「親愛的，你昨天磨牙磨得好嚴重喔，聲音很大！」起因可能是壓力或焦慮導致牙關緊扣或是夜間反覆磨牙所致。

● 「喀喀」響嘴巴有卡住的感覺

　　關節有響聲也分成不同的類型，有些患者張開嘴時會有「喀喀」的聲音，有些患者則是張開有、合起來沒聲音，或在開闔的過程中有聲音，像這種有聲音但不疼痛的情形，可能會持續10到20年，這是一種初步的類型。有些患者在開闔時，嘴巴會歪斜放不正，咬合好像有些卡卡的，比較緊繃的患者甚至可能會合併一些痠痛。

　　口腔張開的幅度，通常約可張到自己手指指幅的三指半到四指，當張開嘴巴的幅度小於二指幅時，往往會伴隨疼痛，即使沒有動作也會。有些人甚至張嘴幅度小到只能打開一指半，幾乎是有口難開，直接影響到飲食、喝水功能。至於有些人閉著嘴還沒有張開就會痠痛的，這已經是直接進展到最嚴重的障礙。

　　因為每個人體型高矮胖瘦比例不同，所以測量方法是

以自己的手指四指併攏、垂直置於上下排牙齒間，如果嘴巴不能張開到三指幅寬，就會使口部活動範圍逐漸變小。

• **顏面歪斜或大小臉**

「我的左臉拍照比較好看！」每個人或多或少都有顏面不對稱，主要是因為咀嚼習慣，常使用左邊或右邊臼齒咬磨食物，有一側的腮幫子好像特別大。日常生活中，偏好側睡某邊、習慣托一邊臉頰也會影響對稱發育，不過若是嘴巴咬合、肌肉施力不均，長期下來也會引發顎顎關節炎，疼痛程度讓人吃不下、睡不著。

大小臉，經常是吃東西的習慣造成，主因是重要功能的牙齒缺牙不處理，咀嚼食物時偏一邊咬，造成臉部兩邊張力失衡，如果是缺牙的狀況要找牙科醫師趕快處理。但是如果不是因為缺牙而是習慣用一邊咀嚼食物的話，就是趕快把習慣改過來，平均地用兩側牙齒輪流咀嚼喔。

　　顧顎關節相關問題跟五十肩形成的原理類似，是屬於長期缺乏活動所造成的，肌肉、關節的逐漸緊繃、僵硬，慢慢就會產生活動困難現象。如果自覺嘴巴打不開、張口有疼痛感，心想乾脆改將食物改成以調理機榨汁成流質的方式來飲用，久了就會越來越張不開嘴巴。

　　頭頸部疼痛形成的原因，大致可以分為齒源性及非齒源性兩大類。齒源性原因，即是與牙齒，以及牙齒周邊問題相關的原因造成。例如缺牙、蛀牙、牙外傷、牙周問題、牙髓炎、咬合等；而非齒源性原因，即不是因為牙齒及牙齒周邊問題造成的。例如顧顎關節、肌肉、三叉神經的問題、感染、過敏、甚至心臟的問題、帶狀皰疹、癌症等。如下圖（圖2-8）。

● 關節退化、組織沾黏，進食、說話困難

　　顧顎關節有問題若未就醫、未改善，遲早會慢慢地造成關節退化或衍生其他問題，後患無窮！有二成多的顧顎

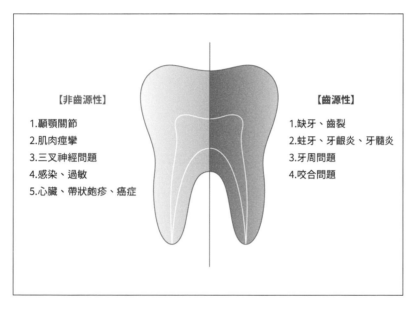

【非齒源性】

1.顳顎關節
2.肌肉痙攣
3.三叉神經問題
4.感染、過敏
5.心臟、帶狀皰疹、癌症

【齒源性】

1.缺牙、齒裂
2.蛀牙、牙齦炎、牙髓炎
3.牙周問題
4.咬合問題

（圖2-8）

關節退化沒有明顯的徵兆，有些年輕人咬不太動食物，連細軟的麵條都可能咬不斷。有時以為是熬夜或運動過度，導致身體太疲累出現各種不適，等到無法張嘴吃東西或下巴反覆脫臼，才驚覺顳顎問題已經拖延太久，就醫時診斷為組織嚴重沾黏，此時張口說話也會變得很辛苦。

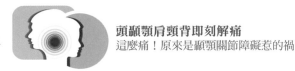
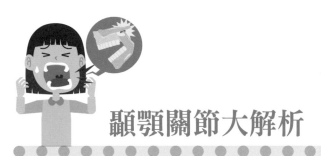

顳顎關節大解析

　　顳顎關節在哪裡？他是人體頭部唯一的可動關節。主要由顳骨、下顎骨、顳顎關節盤共同組成的關節，位在頭部耳朵前面，連接著下顎骨和頭顱骨，讓下顎骨可以上下開闔動作和左右、前後移動來發揮功能。下顎骨有關節頭稱為髁狀突，當說話、咀嚼時，會滑進或滑出關節窩。關節頭髁狀突（condyles）與關節窩（socket）表面有軟骨，中間則被半月形關節盤（disk）隔開，這關節盤是用來吸震，並在滑動時使其維持順暢。（圖2-9）

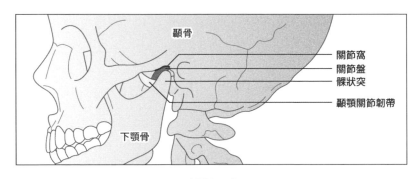

（圖2-9）

硬軟骨

● **頭顱骨、顏面骨**

　　頭顱骨（圖2-10）是由很多塊扁平骨骼所組成，各骨之間交界處就是頭顱骨縫，有前額顱縫（metopic suture）、冠狀顱縫（coronal suture）、矢狀顱縫（sagittal suture）及人字顱縫（lambdoid suture），除了前額顱縫約

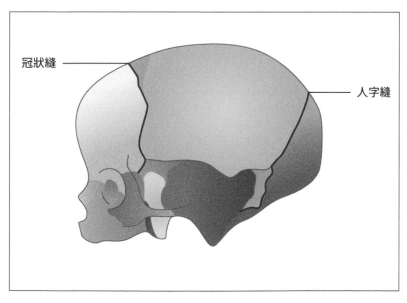

冠狀縫

人字縫

（圖2-10）

在嬰兒7、8個月大時癒合，為了維持嬰孩頭部的些許彈性，其他三種頭顱骨縫都要到成年之後才會緩慢地癒合。

顱顎關節與頭顱骨的關係十分密切，從單純解剖的角度來看，會以為頭顱骨是不可動的，但在顱薦椎治療（Cranial Sacral Therapy, CST）領域來說，頭顱骨中間的每個縫隙都可以鬆動，顱薦治療都是在解決骨縫的問題。顱縫的正常間隙極小，連一張紙也插不進去，但別小看他，當顱縫卡住，會造成顱骨系統失衡，狀況百百種！有的會感覺全身混亂、不對勁，像是全身螞蟻遍爬的瘙癢感；聽覺改變間接導致平衡感覺失常、晃動。而當頂骨縫出狀況時，可能會讓人覺得頭昏昏沉沉。若額骨眼眶附近或是鼻骨縫卡住時，則可能會造成眼睛常覺得疲勞、視線模糊或是一直鼻塞、腫脹感類似鼻竇炎，曾有這樣困擾的患者，甚至還曾做過鼻中膈彎曲手術，但是陰影仍揮之不去。更有些特定的頭顱骨縫卡住，造成了難以令人連結的思覺失調或譫妄症等。（圖2-11）

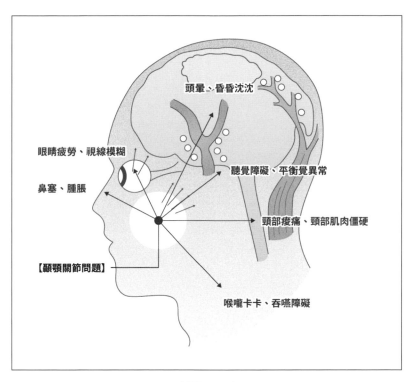

（圖2-11）

　　在顏面骨上有兩塊鼻骨常潛在問題，許多因交通車禍遭受撞擊的患者、拳擊選手常常鼻樑被打出裂縫，或是鼻竇曾經感染的人、鼻黏膜容易充血腫脹者，在反覆發炎之後，鼻樑骨排列不是很好，有時候會輕微的卡住，這個時候也會覺得鼻塞、一直吸不飽氣，好像戴了兩層口罩般，造成頭暈、注意力無法集中。

• **下顎骨**

　　下顎骨（圖2-12）有關節頭即髁狀突，當說話、咀嚼時，會滑進或滑出關節窩。當我們在開口時，下顎骨的髁狀突會有兩階段的動作，第一階段會是髁狀突會原地滾動而輕微打開下顎，第二階段髁狀突滾動的同時會向前方滑動離開關節窩而完全打開下顎。當顳顎關節附近的肌肉如果太過緊繃，便會造成動作上的障礙，有時會伴隨著疼痛

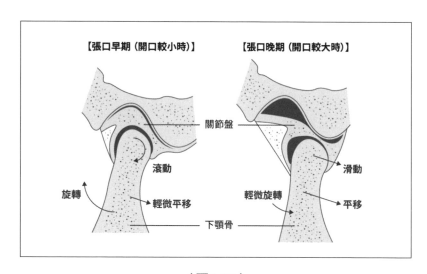

（圖2-12）

的發生。

　　下顎骨的發育會影響咀嚼能力，如果是幼年時發生顳顎關節的問題，因為肌肉力量拉扯的關係，很可能會影響到下顎骨的發育造成骨頭及牙齒發育的一些變形進而影響咬合。下顎骨是最大、最強的顏面骨，包含顴骨以下、面頰到整個下巴，即上顎骨以下左、右兩邊，全都是下顎骨的範圍。一般進食正常情況，除了用灌食的方式之外，都要透過嘴巴吃東西，嘴巴也是消化系統裡最重要的起點。上顎骨和下顎骨的齒槽骨上有牙齒，多種類的牙齒幫助我們嚼食許多硬的、甚至很有韌性的食物，我們咬合的強度和力量稱為「關節咬合力」。

　　一般統計來說，人的咬合力量平均為40-50公斤，雖然沒有像獅子、老虎等猛獸，平均可以到400-500公斤那麼強大，但是人在某些特殊情況下，以及在身體承受極端壓力時，咬合力也是超乎想像！以運動員為例，在做運動重量

訓練和舉重時，要產生很大的爆發力，才能瞬間舉起很大的重量，根據研究顯示，人的咬合力量最高可以接近到體重的10倍，也就是以60公斤級的人來說，瞬間可能爆發出接近600公斤的力量，若以生物力學的槓桿來推算，顧顎關節附近的肌肉力量可想而知有多麼驚人。

大部分的人比較少碰到這麼大的極限，但是平常我們也不知不覺承受了心理和生理上的壓力，長期累積就像電影《捍衛戰士》，影片中的飛行員在飛行訓練時，要耐受9到10個G值，如何在承受這麼大的壓力下，還能夠保持意識清醒、不會暈厥，甚至空間迷向？美國的研究發現，當用力時緊咬牙齒，可以增加我們對壓力的耐受，一般人在不自覺的情況下也會緊咬牙齒，自己咬著都忘記時間，久了肌肉持續一直工作，超過耐力和肌肉的負荷時，就會進行強直性收縮（tonic contraction），之後肌肉就會產生痙攣現象，有些人可能會忙完之後嘴巴好痠、打不開。

　　有些人大考之後，或是忙完大案子，身心長時間處於壓力，此時不是嘴巴動一下就能自行緩解的。高壓環境慢慢讓嘴巴越來越打不開，有些人壓力大時，連說話都會結巴、不靈光，有些字會發不出音來，連帶的嘴巴附近肌肉都出現痙攣現象，逐漸影響到咀嚼、吞嚥能力，時間久了，各式各樣的毛病都會出現。下圖（圖2-13）是說明下顎活動正常張嘴、不正常張嘴與不正常閉嘴的狀況，可以自行檢測下顎骨是否正常的開闔。

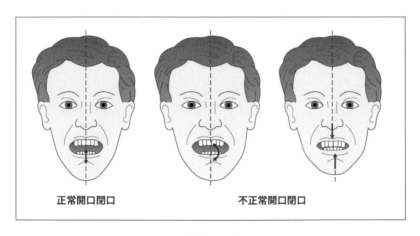

正常開口閉口　　　　　　不正常開口閉口

（圖2-13）

● 關節盤

顳顎關節出狀況時，張嘴會有喀喀聲，這情況是怎麼來的？在教科書上有不同講法，其中有一種說法是在張口閉口時，關節盤應該要跟著關節頭的髁狀突一起移動的（圖2-14）。有一些醫師認為，顳顎關節障礙是關節盤在嘴巴打開的時候滑掉或是關閉時滑掉，而造成錯位或卡住。這種情況久了造成會骨頭之間的磨損，通常治療方式做關節復位術或是如果這種情況持續的時間太長，口腔外科醫師可能會建議用關節鏡進到關節內去處理。

另一派說法，認為身上其他的關節也會連帶卡住，但是並不是所有的關節都有關節盤，在關節轉動的時候也會發出「喀喀」的聲音，有時是因為周圍肌肉的張力過高，在關節活動的過程中所產生的聲音，不一定是「骨頭對骨頭摩擦」的聲音，而物理治療師或相關專科醫師會去找出到底是哪些組織、哪些肌肉的張力過高，將其壓力釋放、調降下來，便能解決疼痛及喀喀聲的問題。

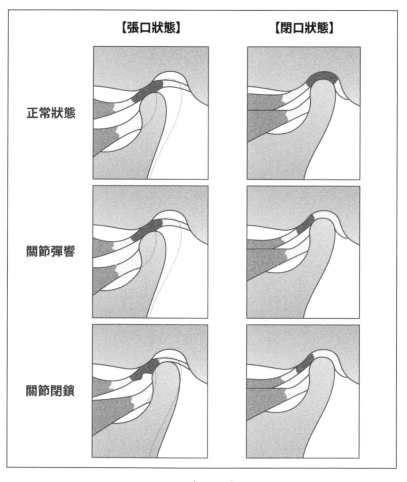

（2-14）

• 上頸椎

身體的第一頸椎和第二頸椎，是平衡和姿勢控制的重要組成部分，其翻正反應（righting reactions）使我們頭部和身體可以隨時回到正中、保持垂直於地面，藉由頭部的控制，就可以保持身體的平衡。

頭部控制（Head Control）也是出生之後的本能反應，新生兒第一個月時，脖子是軟的，出生的時候是無法控制頭部的轉動，到了第二個月以後，頭部控制會變得比較好，接著嬰兒時期讓身體維持中正、垂直於地面的能力更明顯強化，對人的定向和平衡的維持有很重要的作用。尤其在我們轉動頭部時，如果要讓自己不要暈眩，我們的眼睛要看著一個固定的目標方向，這就是我們從小對頭部的控制非常重要的部分，從這個部分延伸，就是我們的「平衡覺」以及對軀幹的控制。

　　上頸椎會直接影響到全身肌肉的張力，若以頭部肌肉為例，當我們的頭偏向一邊的肩部時，偏的這邊頸部肌肉張力下降、另外一側肌肉張力上升，此反應是為了讓我們更容易回到原本直立的狀態，這個結構關鍵便在上頸椎。當上頸椎附近肌肉因過度使用造成痙攣時，部分會導致「平衡覺」的錯亂，頸部會想要做出某個動作但是達不到；或是，勉強達到之後會產生緊繃、損傷而疼痛不已，此種不良狀態拖延久了，就會因怕痛而不敢轉動脖子，若沒有積極治療，結果會更糟糕，產生惡性循環。這樣的狀態對於年紀大的長輩影響非常大，脖子一旦僵硬緊繃使平衡覺變差，就容易跌倒受傷，也引起骨折等一連串「次發性」的問題。而這部分和平衡覺有相當的關聯。

　　上頸椎變緊時，不但會引發肌肉張力型頭痛，更有可能會進一步造成頭暈或耳鳴，而這也是源自於顳顎關節的問題。如果頭暈時，如果是懷疑耳石脫落引起的，可以做

耳石復位術來將耳石復位來緩解，但如果做了耳石復位術發覺並不是耳石脫落、也排除了小腦出問題，或聽神經本身的問題，那可能就要優先懷疑是否應該從顧顎關節來切入處理，這也會是比較快將問題控制住的一個方式。

在我們的頭頸部有非常多的肌肉，這些肌肉之間常有許多在做某些動作時扮演協同的角色，包括控制下顎的肌肉。許多人經常低頭看手機，在頭部前傾時，頸部後面的肌肉必須要用力拉住來支撐，同時因為頭部有接8近公斤的重量，長時間維持這種頭部向前傾斜的姿勢會使得頭頸部附近的肌肉的張力變得很高、負擔非常重（想像我們用單手拿著保齡球），這樣的結果會導致顧顎關節附近的肌肉受到影響而使得嘴巴開闔變得更加困難。所以我們要盡量維持頸部好的姿勢。但要避免過度收緊下顎（如雙下巴的姿勢），以免過度收緊的下顎去擠壓到喉嚨造成呼吸不順。而是我們要想像頭頂如同有一條線被往上拉起一般，輕鬆地把「頸椎向後拉回」減少頸部後面肌群的負擔及緊

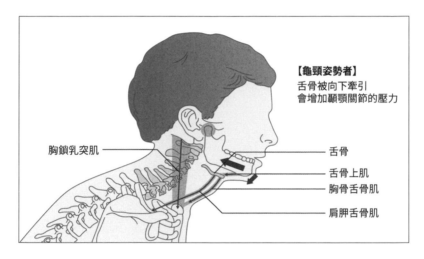

（圖2-15）

繃感，如此可緩解其壓力。當頸椎向後拉回時，把頭向後上拉提，下顎附近的肌肉張力便會下降接近正常，這時連肩膀附近的肌肉張力也會一併下降到接近正常，這一連串的變化因為肌肉筋膜上的張力改變而會一起發生。所以龜頸的姿勢改正了，不但肩頸變輕了，下顎也會變得輕鬆了（圖2-15）。

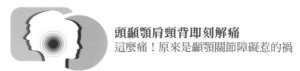

肌肉群

　　跟顳顎關節相關的肌肉非常多，不是只有以前傳統認為的內翼肌、外翼肌、咀嚼肌等，事實上，跟頭頸部有關的所有肌肉，都和顳顎關節有關係。研究發現，顳顎關節在開闔時，軸心會落在第一與第二頸椎之間，而周邊與關節活動相關的肌肉有數十條。

● 斜方肌

　　這是位在肩頸到背部的一塊肌肉，常聽到要練出衣架子體態，要多訓練這個部位！不過僵硬的斜方肌不但會讓人看起來虎腰熊背，還會導致慢性顳側頭痛，一般常見的落枕、膏肓疼痛、甚至手常會覺得麻麻的，都是因為他，嚴重一點的，連頭稍微轉動都感到痛不欲生。

　　斜方肌（圖2-16）分為上、中、下三個部分，起於後腦勺的枕骨、連接頸部、止於鎖骨的外側三分之一及1-12胸椎。上部斜方肌從後腦勺到頸部到肩部外側；其功能為

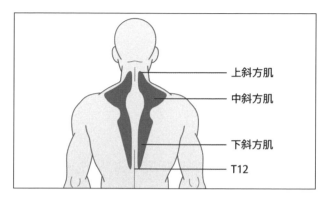

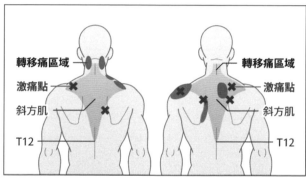

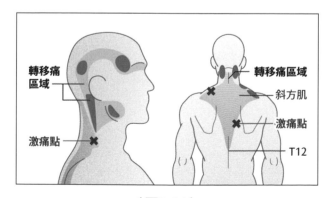

（圖2-16）

上舉及外旋肩胛骨，協助頭部後仰、側屈及旋轉。中部斜方肌水平走行，止於肩峰內側緣；其功能為內收（縮回）肩胛骨。下部斜方肌從肩外側連接到所有胸椎，並在肩胛附近聚合成一個腱膜；其功能為下壓肩胛骨。

聳肩、縮著脖子的姿勢與斜方肌有相當高的關聯，常常是不自覺的，當人感到寒冷、緊張、焦慮、壓力大時肩膀自然會聳起，時間久了，斜方肌就會愈來愈緊繃。當我們頭部長時間低頭滑手機、看電腦、半躺斜靠著看書、看手機、抬頭刷油漆、寫黑板、趴在床上看書等等，斜方肌就可能會變得緊繃、僵硬而造成後腦勺的頭痛。還有頭部長時間不對稱地姿勢，例如轉頭看電視、看書、側睡、趴睡等，會讓斜方肌的負擔加重且不平均，常會造成偏頭痛。

另外，圓肩、駝背也和斜方肌有很大的關係。而斜方肌的轉移痛，也從頭部兩側一直到頸部、肩部、背部的膏肓。

• 胸鎖乳突肌

　　胸鎖乳突肌（圖2-17）連接了胸骨、鎖骨、及耳後乳突的一條肌肉。他負責的動作，就是我們轉頭、脖子前伸、及仰頭、低頭的動作。當兩側一起工作時，可以控制

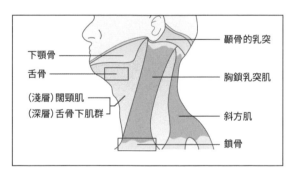

顳骨的乳突
下顎骨
胸鎖乳突肌
舌骨
（淺層）闊頸肌
（深層）舌骨下肌群
斜方肌
鎖骨

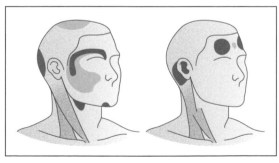

（圖2-17）

仰頭、低頭、及脖子前伸，當轉頭時，則是胸鎖乳突肌和斜方肌等一起協同用力把頭向左、向右轉。

當我們頭部長時間維持一個姿勢時，例如長時間低頭滑手機、看電腦、用肩膀夾著講電話、半躺斜靠著看書、看手機、抬頭刷油漆、寫黑板、趴在床上看書等等，胸鎖乳突肌以及周圍的肌肉就可能會變得緊繃、僵硬。還有頭部長時間不對稱地姿勢，例如轉頭看電視、看書、側睡、趴睡等，會讓胸鎖乳突肌的負擔加重且不平均，常會造成偏頭痛、甚至一側的手會麻掉。

平時若感到頭痛、頭暈、耳鳴、眼睛痠痛、視力不清，連帶的可能會出現胸骨附近的疼痛、胸悶、呼吸不順、耳朵附近癢、耳朵疼痛、後腦勺疼痛、灼熱感，甚至可能會有下巴、臉頰、咽喉的痠、麻、痛，如果去耳鼻喉科、眼科檢查都沒問題，可能都跟他也有關聯。

　　還有就是如果頸部需要突然用力的動作，例如開車時被後方車撞擊，我們的頭因為慣性會向後向前甩動，這時我們的頭頸部會像鞭子甩動一般，我們稱這種情形為「揮鞭症候群（whiplash syndrome）」，而我們的胸鎖乳突肌在這種情形下會需要穩定住頸椎及頭部，會很容易造成損傷。

　　而最近因為COVID-19，有許多人會長期持續的咳嗽，這也會加重胸鎖乳突肌的負擔而造成上述的症狀。

● 提肩胛肌

　　提肩胛肌（圖2-18）是一條連接肩頸與肩胛骨的重要肌肉，從頸椎第一節到第四節的橫突連接到肩胛骨上角，這是在肩胛骨的內上緣，所以與上斜方肌上提肩胛骨的動作有些不同；上斜方肌可以幫助你的肩胛骨做出往上旋轉的動作，提肩胛肌可以幫你做出一個肩胛骨下轉的動作。當駝背、圓肩等不好的動作出現時，提肩胛肌反而會反射性的變得緊繃、僵硬。

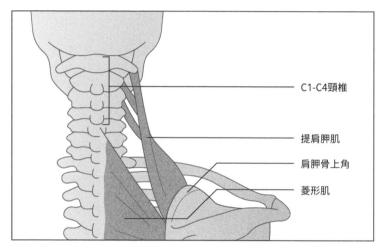

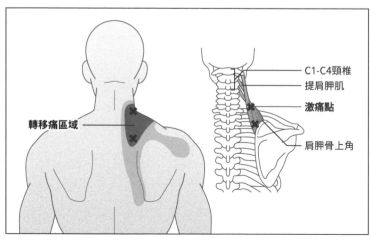

（圖2-18）

　　顧名思義，提肩胛肌的功能負責上提肩胛；而許多患者反應揹包包時會痛，其實是因為經常有聳肩習慣，而聳肩時，提肩胛肌會一直持續用力，而常會造成緊繃、痠痛不適，提肩胛肌的緊繃僵硬常會往上轉移造成兩側的頭痛及後頸的疼痛。

• 頭夾肌及頸夾肌

　　頭夾肌和頸夾肌（圖2-19）是兩對在脖子後面的兩側肌肉，在頸後部形成了一個大的交叉，頭夾肌較靠近上方，在斜方肌的深一層，頸夾肌較靠近頸部下方，主要的功能都是協助拉長、轉動脖子。尤其是在將頸部往後仰的動作中，頸夾肌扮演著非常重要的角色能幫我們控制頭部，例如：抬頭、低頭，或是側頭。若以手扶在頸部後面，就可以觸摸到他們。在張口、閉口時，這些肌肉都參與幫忙協調附近的肌肉動作，在以前，都不知道這些肌肉是有協同相關的。長期維持頸部往前推、聳肩的姿勢，頸夾肌就會緊繃，像是長時間聳肩開車、在沙發上不良姿勢

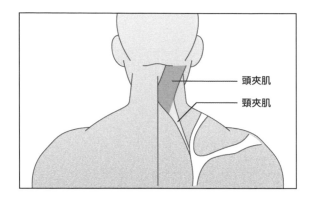

頭夾肌
頸夾肌

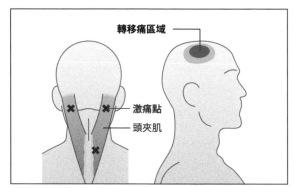

轉移痛區域

激痛點
頭夾肌

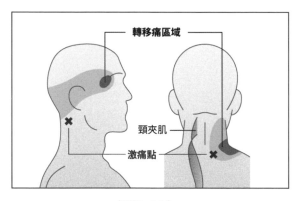

轉移痛區域

頸夾肌

激痛點

（圖2-19）

睡著或過度伸展頸部、低頭滑手機等。

　　生活中常見狀況就是在落枕時，發覺沒辦法張開嘴打呵欠，就是相關肌肉痙攣受到影響，張口需要用到的這些肌肉緊繃而卡住了。

　　頭夾肌緊繃的時候很像是偏頭痛發作。咳嗽時，後頸部、臉頰、太陽穴會出現刺痛，頭暈想吐，眼睛會覺得脹脹的、甚至會畏光、視線模糊，很像是青光眼發作。還會擴展到肩膀和手臂，造成一隻手抬不起來，很像是腦中風發作。

　　頸夾肌緊繃的時候會加劇上交叉症候群(upper crossed syndrome)，造成後腦勺的疼痛，也可能往上延伸，造成頭頂偏後面的疼痛、頸部僵硬以及眼睛的痠痛與視覺干擾、視線模糊等症狀，若咳嗽時會頭頂疼痛，可能就是他的問題。

● **枕下肌群**

　　枕下肌群是位在後頸附近，上頸椎區的四對小肌肉。這四對肌肉分別是頭後大直肌、頭後小直肌、頭上斜肌、頭下斜肌。因為這四對肌肉位在後腦杓的下方，所以也稱為後頭下肌。枕下肌是連接頭後方的枕骨與頸椎的肌肉，所以非常重要，主要的功能是穩定頭部與頸椎，並與胸鎖乳突肌、上斜方肌等協同完成左右轉頭、後仰等頭頸動作。但是當他緊繃時，常常也會引發頭痛、偏頭痛及眼睛痠痛、視線模糊的問題。甚至會讓人無法仰、抬頭、打呵欠，也就無法像詩人般「無語問蒼天」、「仰天長嘯」了。大多是因為脖子肌肉僵硬，頭痛有如被金箍咒扣住一般。

　　新近的研究及解剖證據顯示，枕下肌群似乎連接著硬腦膜，而枕下肌群也與眼球的控制有關，所以枕下肌群的張力過高，可能會影響造成暈眩、頭頸部的不適感及視覺協調、平衡覺等等問題。

　　頭部長時間維持一個姿勢時，例如長時間伏案工作、低頭滑手機、看電腦、用肩膀夾著講電話、半躺斜靠著看書、看手機、抬頭刷油漆、寫黑板、趴在床上看書等等，枕下肌群就可能會變得緊繃、僵硬。還有頭部長時間不對稱地姿勢，例如轉頭看電視、看書、側睡、趴睡等，也會讓枕下肌群的負擔加重且不平均，常會造成偏頭痛。

● 咀嚼肌

　　真正負責咀嚼的有四塊肌肉，分別為：咬肌、顳肌、內翼肌、外翼肌。（圖2-20）其中只有外翼肌負責把下顎打開，而其餘的咬肌、顳肌、內翼肌則是負責用力咬合的動作。其中，顳肌負責下顎往後縮回的動作，外翼肌兩側一同用力時，負責下顎往前突出的動作。內翼肌及外翼肌兩者協力工作時，可以把下顎骨往左、往右拉完成咀嚼研磨的動作。而這四塊肌肉，都是受三叉神經支配。

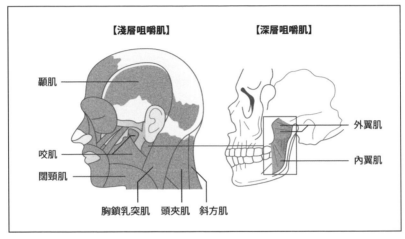

（圖2-20）

　　顳肌長得像一把扇子，若有人偏頭痛，這便是牽涉到
顳肌，他位在頭部的兩側，顳肌分為前、中、後三個部
分，當吃飯時我們看到對方臉部兩側太陽穴，咀嚼時起伏
鼓動，那就是顳肌。當顳肌過度緊繃時，他的疼痛會往上
延伸，產生了牽扯和轉移，所以會產生偏頭痛，甚至眼睛
容易痠痛和乾澀，一側的顳肌張力過高時也會導致臉歪嘴
斜。而顳肌負責下顎往後縮回的動作，所以當顳肌過度緊

繃時，會把下顎過度後縮，會讓人看起來好像是沒有下巴一樣嚴重影響頭形的美觀。

咬肌又分為淺層和深層兩部分。從顴骨到下顎骨的咬肌粗隆。這是四條咀嚼肌中，咬合力量最大的一塊肌肉。當咬肌太過緊繃時，常常會讓人覺得會有牙痛的感覺、夜間磨牙、臉會變得很方、還會轉移造成外耳道會痛痛的。

有的人張口閉口地說顳顎關節沒有問題，沒感覺，但是當一咬食物時，症狀就出現了，牙關開闔變得困難，有時只是吃根香蕉都會覺得不舒服，這可能是咀嚼肌產生問題了。最新的研究發現，年紀大時如果出現肌少症，咬合的力量也會跟著下降。咬合力也可以當做肌少症的一個指標。而且研究也發現，咬合力也是失智症的指標之一，因為當咬合時，會刺激大腦的動作區及認知區。

而研究也發現，我們在咬合的時候，不只是咀嚼肌在

工作，同時參與工作的還有頭夾肌、頸夾肌、提肩胛骨肌、胸鎖乳突肌、舌下肌、劍突上肌發現有共同收縮的狀況。所以當我們在咬合的時候，我們的脖子、肩膀都一起在工作著。

外翼肌，分為上下兩個頭，上頭起於蝶骨大翼的顳下表面，下頭起於翼外板的外側面，他們的終點接在顳顎關節的關節囊上，其中上頭的終點大部份接著在顳顎關節的關節盤的軟骨上，而下頭則是接在下顎骨的髁狀突上。所以當外翼肌作用時，上部外翼肌的動作是將軟骨往前拉，而下部外翼肌的動作則是將下顎骨往前拉。而當外翼肌太緊時，可能會覺得顴骨附近有痠痛的感覺，而且會輻射狀痛，很像是牙齦發炎或蛀牙的感覺；也可能會出現在鼻竇附近產生脹痛不舒服的症狀，有人會一直覺得像是鼻竇炎的感覺；或是會覺得耳朵裡面深處會有疼痛、悶悶的感覺，很像是中耳炎的感覺。而因為外翼肌附著在蝶骨上，蝶骨我們可以看到的部分就是在太陽穴的兩側，當外翼肌

過度緊繃時，也會拉扯蝶骨，而影響到了頭形狀的歪斜，
而蝶骨還有很大部分是在我們眼眶後方、鼻腔後上方，所
以外翼肌的過度緊繃也會造成鼻竇附近有脹悶痛的感覺，
很像是鼻竇炎的感覺，所以有些人如果看耳鼻喉科沒有問
題的話，可能會是因為顳顎關節障礙造成的。（圖2-21）

　　內翼肌，分為深層和淺層兩個頭。與咬肌、顳肌共同
完成閉口咬合的動作，以及與外翼肌兩者協力工作時，可
以把下顎骨往左、往右拉完成咀嚼研磨的動作。但是當內
翼肌過度緊繃時，卻會影響到耳咽管，造成讓人產生耳鳴
或會覺得有深層耳痛的問題；或是在吞嚥時會覺得舌頭有
緊繃感。（圖2-20）

• 舌骨附近肌群
　　在吞食下嚥的過程，喉嚨要稍微往上升（想像一下喝
水），這就牽涉到舌骨附近肌群：包括下顎舌骨肌、胸骨
舌骨肌、肩胛舌骨肌、甲狀舌骨肌和胸骨甲狀肌，他們都

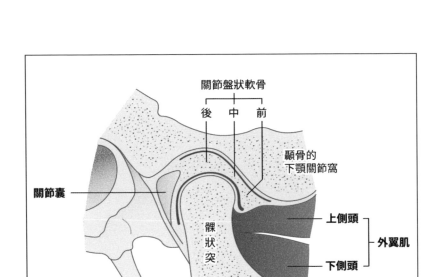

關節盤狀軟骨

後　中　前

顳骨的
下顎關節窩

關節囊

髁
狀
突

上側頭

外翼肌

下側頭

（圖2-21）

是在舌骨上，若太緊而肌肉痙攣，會在吞嚥時有肌肉動不
了的現象，會覺得吃東西變得有些辛苦。或者是喉嚨一直
有異物感，這就是「轉移感」，還有就是枕下肌群太緊也
會轉移到前面的喉部來，看診時主訴老是覺得喉嚨卡卡，
但又咳不出來。

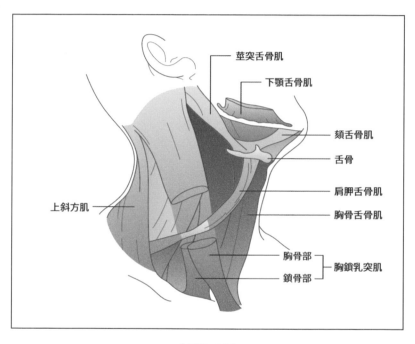

莖突舌骨肌
下顎舌骨肌
頦舌骨肌
舌骨
肩胛舌骨肌
胸骨舌骨肌
上斜方肌
胸骨部
鎖骨部
胸鎖乳突肌

（圖2-22）

　　當頭頸部附近的肌肉張力升高、緊繃時，舌骨附近肌群（圖2-22）張力也會升高，進而引起喉嚨中一直有異物感，吞嚥或飲食時會一直想清喉嚨、吐痰或食不下嚥。

　　新近的研究也發現，舌骨和舌骨周圍肌群，似乎並非僅僅只有協助吞嚥這麼簡單的功能。首先，舌骨似乎在人體中扮演了類似陀螺儀的角色，而舌骨周圍肌群可以協助穩定舌骨，例如其中肩胛舌骨肌在頸部附近的作用像是帳篷撐起了由肩胛舌骨肌、胸鎖乳突肌及二腹肌形成的頸動脈三角，這個三角中包含了頸動脈、頸靜脈及迷走神經，避免吞嚥時周圍肌肉的壓力對頸動脈造成壓迫。但是如果肩胛舌骨肌發生痙攣時，除了無法發揮上述撐起帳篷的功能外，也會造成臂叢神經的壓迫，而造成手臂的痠麻脹痛感。筋膜學上，舌骨周圍肌群如果緊繃，也會影響「淺後手臂線」上的張力，而造成橈側手臂、伸腕肌張力過度升高，而造成橈側從肩膀到手腕的痠麻脹痛感。

• 表情肌

　　有了表情肌（圖2-23），人類就不會是木頭人，能隨興地展現出喜怒哀樂的各種情感變化。但是有時候，我們的口部附近的一些表情出現時，常常會有口腔周圍的一些較深層的肌肉如咀嚼肌、內翼肌、外翼肌都常會伴隨著一起參與。但若是有人平常的時候就會不自覺的抿嘴、會習慣性的嘴角下壓，或不自覺得咬牙切齒，長時間下來，就容易造成顳顎關節的問題。

筋膜

　　肌筋膜（圖2-24），肌肉和筋膜合在一起稱之，一般人以為肌筋膜不舒服其實就是肌肉緊繃，這觀念落伍了，在許多學科共同研究演進下，新興的筋膜學（Fasciology），發現他牽連的範圍遍滿全身。

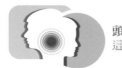

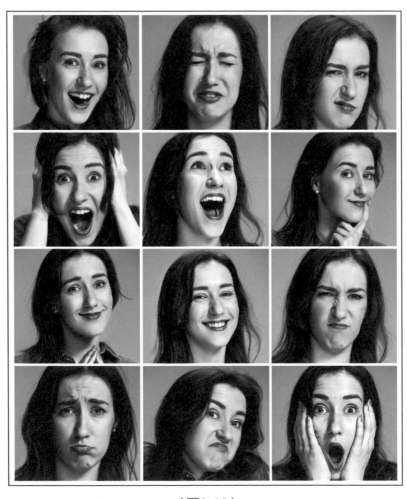

（圖2-23）

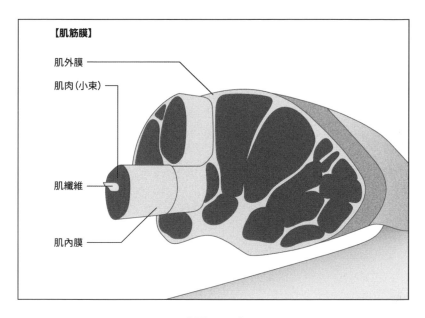

（圖2-24）

　　筋膜是在皮膚下的一層緻密結締組織，呈網狀結構包住肌肉、骨骼、血管和器官等組織，從頭部、眉心到背部、腳底全身整個連貫在一起。他富含水分與彈性。當長期姿勢不良、缺乏活動，或是運動時肢體不協調時，他的張力產生變化，便可能造成損傷或沾黏而產生疼痛。

　　想像一下你似乎能夠感覺到筋膜，我們身體在旋轉動作時，衣服會跟著轉動，但當動作結束的時候，身體回正，衣服卻可能還有些皺褶停留在剛剛歪斜的位置上，這時候有的人若會產生一種莫名的不適感，那可能就是筋膜的不適應，筋膜就有如舉例形容的衣服，會跟著我們常做的動作適應和調整。舉例而言，標槍選手經常投擲所用到的肩背部肌肉，筋膜就會隨之適應、生長，為了適應身體動作的需求而產生變化。

　　有些身體的不適是互為因果的，也就是身體不適可能影響內臟的筋膜、有些則是內臟的筋膜有狀況造成了身體的不舒服。舉例而言，駝背也會造成眼睛乾澀，因為他的張力是相關的。有些人長期的背痛，可能跟內臟筋膜的不協調或者混亂有關。頭痛，也可能跟胸、腰部筋膜的張力有關。治療時再也不是傳統的「頭痛醫頭、腳痛醫腳」。以往，急性傷痛通常被認為是扭傷或拉傷，而慢性痛則被認為姿勢不良、勞損或是神經壓迫等原因。這些是果，但

不是真正原因。

　　工作時注意力無法集中，或是容易緊張，甚至姿勢不良，都會造成身體前面的筋膜緊繃，背部的張力變高，整個人覺得很沉重，眼睛會睜不開，一般會歸因於疲倦，其實這些徵狀的產生與肌筋膜是相關的，往往在低頭時他從胸腹往上到頭頂，短時間內會有種被拉扯的感覺，長時間如此，則會產生因牽扯而生出的實質疼痛。改善與預防方法是每40分鐘需要更換一下姿勢讓全身的筋膜舒緩一下，站起來伸展一下肢體，釋放一下背部和腰部的壓力，對筋膜都可以達到很好的休息和緩解。也有人選擇安慰性的貼上痠痛貼布，其實幫助不大，喝水則是有必要的，一天至少2000cc，可順便到茶水間或到盥洗室走一走，活動身體。

　　筋膜與平衡感覺、意識活動也有關聯，例如眩暈、梅尼爾氏症候群，以往是開止暈藥給患者，但最終也不明瞭

真正致病原因。又在認知上，有一些身體上的不舒適會造成注意力的不集中，甚至因此造成學習和注意力不足的閱讀障礙，舉例而言，有閱讀障礙的名人，像歌手蕭敬騰、美國電影明星湯姆・克魯斯（Tom Cruise），或是發明家愛迪生……等等。蕭敬騰曾多次接受媒體專訪時自曝有閱讀障礙，看字無法專注，因而被貼上壞學生標籤，他為了年少時沒能多讀書而曾聲淚俱下。電影明星湯姆・克魯斯則曾說閱讀對他來說十分困難，令他焦慮不已，還好母親是特教班老師耐心指導、陪伴，克服了學習上的問題。這幾位名人都已在各自領域中發光發熱，但，他們若是有機會從筋膜來調整，是否會有更多的亮眼表現或傑作出現？

Chapter *3*

從疼痛到展開笑顏
成功案例分享

顳顎關節痛該怎麼改善？顳顎關節症候群會自己好嗎？不少民眾都有相關困擾，我們遇到許多案例，不論是典型的張口障礙、咀嚼肌肉疼痛、臉頰莫名痠軟、咬合不正、下巴脫臼，或是頭暈、耳鳴、眼睛脹痛、肩頸痠痛、背部肌肉僵硬、下肢麻痺等不會在第一時間意識到問題所在的症狀，可能都經過好幾種治療方式，最後鑑別診斷顳顎關節障礙才調整解方。

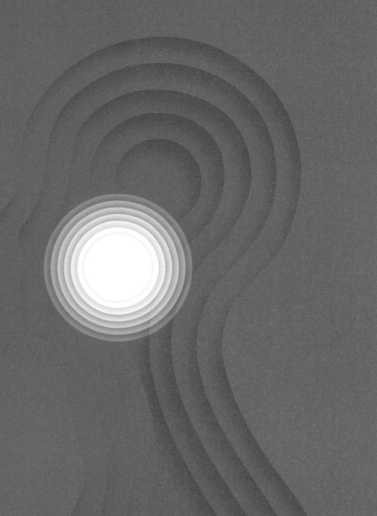

案例 **1** success
金融業重度電腦使用者
思考時習慣性咬緊牙關
嘴巴張開痛咬合也會痛
診療後緊繃嘴獲得釋放

　　陳小姐，37歲，一個需要久坐電腦前工作的上班族，常被同事說：「你怎麼總是眉頭深鎖、雙唇緊閉啊！」因為長期坐姿不良，常常肩頸痠痛，起初只是覺得肩頸部位越來越緊，後來張口閉口偶爾會發出喀喀聲響，手摸耳朵正前方的顳顎關節附近好像有點緊繃，但又不會疼痛，所以不以為然。但是過了一段時間，發現左手偶爾會有點發麻，有時候甚至連帶左邊臉頰也開始有點麻麻的，擔心是不是頸椎出了問題，又怕自己小題大作，就先擱著沒處理。

　　有一天到速食店吃漢堡時，突然覺得嘴巴沒辦法再張

開到原本正常的大小，想要張嘴卻很緊，甚至有點疼痛。照鏡子觀察：臉部肌肉好僵硬，笑起來有點歪斜，趕緊到神經內科門診檢查，但是做了神經傳導測試都沒什麼異常，醫師建議她先做頸椎牽引再觀察。療程進行3個月，改善的程度有限，嘴巴還是無法順利打開，且張嘴角度有限。頸椎牽引俗稱「拉脖子」，可以讓受壓迫的頸椎部位稍稍減壓，陳小姐做了頸椎牽引後，雖然覺得脖子好像有比較輕一些，但是嘴巴開闔問題仍舊沒什麼進步。

又過了一陣子，陳小姐想吃漢堡，嘴巴仍打不太開，狀況似乎倒帶般回到治療前，而且臉部關節疼痛變得越來越明顯，甚至邊吃東西咀嚼的時候的疼痛開始向上蔓延促使偏頭痛發作，白天咬不動漢堡的惡夢，晚上睡覺時甚至有時也會一陣一陣地抽痛，嚴重影響到睡眠。後來陳小姐到物理治療所就診，經過評估測試，發現原來是顳顎關節症候群作祟，針對顳顎關節的問題治療後，症狀逐漸得到控制，能夠恢復原有的生活品質，又能張口吃喜愛的漢堡。

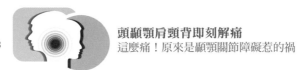
嘴巴打不開就是跟顳顎關節有關係嗎？顳顎關節能幫助下巴開闔，當我們說話、吃東西、大笑……都會用到這個關節部位。根據統計，人每一天下巴開闔次數約1500至2000次，可說是人體使用頻率最高的關節！若是出現張口困難與疼痛，確實困擾日常生活，直接影響到進食與人際溝通，連打呵欠、打噴嚏等生理反應都痛苦萬分。

為什麼咬合痛、臉頰痠痛、嘴巴張開會痛呢？主要是臉部左右兩邊顳顎的關節不平衡，牽動到咀嚼肌，有些個案在經過咬合調整合併咬合板的治療後，可以改善部分症狀，但如果是長期不良習慣或壓力所引起，建議進一步檢查，找出關節疼痛與筋膜的關係，對症下藥從肌肉、筋膜的生物特性下手，解決失調狀態，否則可能過一段時間甚至幾年之後，這些疼痛問題又會冒出來，而且以其他形式顯現。

以陳小姐的病症為例，張嘴伴隨著喀喀聲，或是有痠痛感、偶有嘴歪偏斜等，是顳顎關節症候群最常見的狀

況，初期只感覺到嘴巴附近疼痛，漸漸地，不適感延伸到偏頭痛、耳內疼痛及耳鳴，愈發覺得不對勁才就醫。也因為症狀發生在嘴巴周邊、腮腺部位，民眾第一時間先尋求口腔外科、耳鼻喉科，如果遲未改善可能就要尋求熟悉顳顎關節治療且有經驗的物理治療師協助評估，需要施以放鬆治療手法，甚至加上高能雷量射及聚焦式震波等技術輔助。

陳小姐曾做過頸椎牽引，但效果不彰，因為頸椎牽引只能緩解因頸椎壓迫造成的一部分肩頸緊、及肩頸、手臂的麻痛，但還是要修正姿勢不良的壞習慣。上班族久坐、長時間使用電腦，常沒有意識自己頸部往前傾，來到物理治療所，經過檢查及測試，嘴巴的症狀就是屬於顳顎關節症候群，想要在短時間內解決多年累積的臉部肌肉僵硬，給予個別化的徒手治療，再配合高能量雷射、震波，慢慢從嘴巴打開不到一指，到能夠張開3指半、4指，也露出了笑容！

當緊繃的臉部肌肉放鬆後，陳小姐可以用正常的姿勢維持好體態，而不會再因為肌肉緊、肩膀也跟著高聳，全部姿勢都走調，解決嘴巴開闔的困擾後，多年的頭痛症狀也跟著消失。「嘴巴痛」對很多人來說，其實並不是什麼大病，可是無法進食就關係營養攝取，千萬別輕忽下巴卡卡的徵兆，等到一堆毛病都出現，就要花更多時間精力來治療。

潘院長小叮嚀

說話、大笑、吃東西等動作皆與顳顎關節結構息息相關，有任何上述症狀，一定要尋求專業醫療人員的幫助，找出正確病因再進行治療調整。千萬不要硬扳開嘴亂喬，或是一直拖到關節盤沾粘、破損及軟骨移位等，需要手術就麻煩了，日後復健又是一項大工程！針對個案狀況給予徒手治療、伸展運動、肌力訓練、姿勢調整，另可配合超高能量雷射、震波治療維持治療後的效果。

案
例 **2** SUCCESS 笑口常開的年輕小資女孩
經常笑到下巴錯位落下骸
震波雷射運動放鬆嘴肌肉
從此不用再擔心會掉下巴

　　一名25歲年輕女性，被朋友形容笑點非常低，隨便一個笑話就可以笑到肚子痛。笑口常開可以保持歡樂愉快的心情，但是如果笑到「落下骸」就痛不欲生了！這位患者只是在家看電視大笑，居然下巴就錯位掉下來，當場痛到流眼淚，家人認為只是一般的脫臼，讓病人自己徒手喬一喬，結果一個角度喬不對更難受，馬上跑到住家附近的國術館求救，師傅施力轉脖子之後感到放鬆，一覺醒來，感覺脖子也卡住了……

　　台語的「落下骸」是顳顎關節症候群的常見狀況，屬於復健科的急症之一，患者突然間「喀」的一聲就發生單

側或兩側關節脫臼或是半脫位的現象，讓人苦不堪言。有些人可能喬一下就可以讓下巴復位，但大多數患者都沒這麼好運，自己亂喬反而病情更嚴重，甚至加重急性發炎，傷處更加腫脹，導致張嘴會痛甚至是無法張嘴，嘴巴都歪一邊，看起來很恐怖。

下巴脫臼的正式醫學名稱為「顱顎關節脫臼」，主要是關節頭髁狀突滑出關節窩，卡在外面回不去，嘴巴張得開開的闔不起來。脫臼常會伴隨著疼痛，也無法說話、吞口水，因為無法控制閉嘴，口水流不停，情緒更加緊張焦慮，讓嘴巴卡得更緊。送醫治療時，醫師常會先給止痛藥及肌肉鬆弛劑，必要時也會加上鎮靜藥物協助心情穩定，才能不讓患者在復位時，全身肌肉緊繃而二度受傷。

「下巴脫臼該怎麼辦？為什麼會脫位呢？」其實發生原因很多，就跟運動傷害一樣，過度使用、沒有暖身和收操，造成連接顱骨跟下顎骨的軟骨、韌帶以及肌肉受傷，一般下巴脫臼為突發性損傷，大笑、打哈欠或吃東西，嘴

巴張太大而使顳顎關節咬合位置跑掉。常見的主因是突然用力過猛,其他還包括肌肉鬆弛、關節韌帶的老化等,還有一個原因是外傷撞擊,例如車禍、運動碰撞,少數則是先天下顎骨發育不良。

越靈活的關節,越容易發生脫臼!下巴脫臼雖然是突發狀況,但可能已有潛藏累積的不良習慣,例如單側嚼食、長期咀嚼較硬或較韌的食物,顳顎關節和周邊肌肉經常用力,有時候吃東西會隱約聽到「喀、喀」聲,代表關節位置異常,容易出現脫位表現,也許當下沒有疼痛感,在某次的咬合不正時,就出現了脫臼慘劇,只要發生過一次,如果沒有處理好,日後很容易變成習慣性脫臼,可能會一再時不時地誘發脫臼或半脫位的症狀,反覆發生脫臼或半脫位並可能造成附近結締組織纖維化。

該名患者來治療所時,下巴喬回來了,但是已經有「顳顎關節習慣性半脫位」,只要打呵欠時嘴巴張大就很緊張,雙手趕緊捧著臉,怕再次出現悲劇,也跟盡情張大

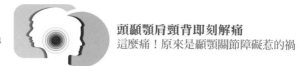

嘴巴美食無緣了，恐懼的心理讓肌肉更無意識緊繃，身心備受煎熬，甚至引發恐慌症。從患者的生活經驗來看，是因咬合不正、過度張口、長時間單側咀嚼食物等原因所引起，復健團隊針對顧顎關節疼痛、穩定訓練做治療，先以聚焦式震波加上徒手方式放鬆顧顎關節、臉部下巴及頸部肌肉及筋膜，再用高能量雷射輔助顧顎關節及咀嚼肌的放鬆及修復。

治療期間再指導患者先吃流質食物，第二周改成粥、蒸蛋等半固體狀食物；第三周將食物切成小塊，不到2個月的時間即改善反覆脫臼。叮嚀平常進食兩側要對稱施力，減少咧嘴大笑張口過大的動作，配合練習微笑或特定的伸展拉伸運動放鬆嘴巴肌肉，終於不再有卡卡的感覺。可愛的小資族女孩後來盡量「用手摀著嘴巴笑」，一方面提醒自己不要過度用力，一方面保持形象，至少不用再擔心掉下巴。

　　患者是因為習慣不良所導致顳顎關節脫臼，如果是因車禍、運動碰撞、先天下顎骨發育不良所引起，就要找牙科、口腔外科及顱面專科進行手術，改善顳顎關節的結構，才是治本方法。

潘院長小叮嚀

　　治療目標除了減少不舒適感，還有恢復咀嚼功能，更要避免出現再次脫位情況。及時的防治十分重要，顳顎關節復位首重「恰到好處」，抓對方向、施力正確，推壓後可對稱咬合張開嘴就是復位成功。出現下巴脫臼千萬不要心急，但是也別自行亂喬，尤其是脫臼合併麻痛或疼痛感，要小心關節軟骨破裂壓迫到神經，一定要找專科醫師及有顳顎關節障礙專長的物理治療師診治，別讓牙關開闔困難繼續惡化。

案例 3 success

個性沉靜慧黠的小學生
放鬆頸部的胸鎖乳突肌
改善閱讀跳字無法專注
重回開心上課快樂學習

一位45歲的女性帶著就讀國小的孩子來治療，這位小男孩很安靜，露出慧黠的笑容。媽媽很著急表示：老師說他上課都不專心，請他念課文也是跳來跳去漏字，很擔心學習進度跟不上同學，或是不是真的有發展遲緩的問題，但做過各種檢查都沒有明顯的異常啊！排除掉各種原因，媽媽還是想找出筋膜張力與平衡異常是否會造成閱讀跳字的情形？藉由物理治療及肌筋膜放鬆或許可以協助孩子改善這些狀況。

很多家長對於孩子有閱讀障礙總是憂心智力缺損，閱讀有困難、讀寫語句不通順，有時候簡單的一段文字，卻

可能來來回回讀了數次還顛三倒四，錯字落字。其實很多大人也會有這些症狀。歌手蕭敬騰曾自曝看字無法專注、電影明星湯姆‧克魯斯曾說閱讀對他而言十分困難，但是他們都在演藝舞台發光發熱。從這些例子鼓勵有這樣情況的患者，閱讀障礙有些是因為顳顎關節症候群所引起，當肌筋膜系統失衡，身體會變得緊繃、肩頸背部附近筋膜張力變高，注意力變得無法集中，閱讀或寫字時都會跳字、跳行，有時老師也會以為是孩子故意調皮搗亂！

除了閱讀、寫字有困難，有這類症狀的孩子跟人講話時，也沒辦法專聽講，常常會被罵「左耳進、右耳出」，別人說的話聽不完整、漏掉重要部分。雖然在職場上可以篩選掉不想聽的，但卻不利學齡孩童的成長，可能阻礙了跟其他人的溝通互動。若不是智力、也不是視力或耳疾，試試就從身體骨骼、肌肉和筋膜下手！

這個小男孩其實很有想像力、創造力，應該不是智力缺陷，在肩頸及顳顎關節部位找出問題點，果然是張力不

平均，告知要進行徒手治療，過程可能會有些許痠痛不適感。顳顎關節障礙已是現今的文明病之一，許多人因生活壓力、姿勢不良而造成；學生族群也有可能是課業壓力，但這麼小的孩子應該是斜頸症所致。詢問媽媽是否有胎位不正，果不其然，在懷孕最後一個月靠練習「膝胸臥式」的動作轉為正常胎位。

不過，胎位不正還是影響了孩子的頸部胸鎖乳突肌部分纖維化，雖然不是很嚴重，但臉總是喜歡轉向一邊，自然而然就有閱讀跳字的情形，斜頸症不會對生命有危害，但可能會帶來慢性疼痛及頸椎脊椎側彎。經過溝通討論，徒手治療效果不佳，再嘗試打超音波加伸展，小孩子無法忍受疼痛而哭鬧，後來加上了聚焦式震波針對特定肌肉處理再加上高能量雷射，深入針對肌肉與筋膜疼痛部位治療。

高效能的治療設備可加強修復的過程，小朋友恢復力很快，不到半年就改善了肌肉張力不均，口語表達更流

暢，不會頓頓卡卡。脖子緊會干擾學習，有些成人也有這樣的困擾，當執行一個專案時，長時間低頭打字、彙整報告資料，造成肩頸痠痛，久了覺得看字有點跳，以為是視力模糊。等到發現肩頸僵硬、頸部疼痛頻率增加，才趕緊找物理治療師求救，多半也會建議用震波加高能量雷射的方式加速療程，讓患者快點回到工作崗位上。

曾有一位30歲的男性個案形容：脖子好緊、喝水好像吞石頭，但又很容易喉嚨乾痛，更想喝水，處在天人交戰的矛盾情緒。有時候脖子的肌肉緊繃會變成轉移痛，觸診時就發現有明顯緊繃的肌束。要特別注意，有一種「纖維肌痛症」容易跟肌肉張力不均的疼痛搞混，喜歡推拿紓緩肩頸痠痛的人在按摩要小心，按壓時有些許過度疼痛而不是爽快感，可能是疾病或身體長期處在壓力下出了問題，應請專科醫師或物理治療師評估，找出病灶加以根治。

先天性的斜頸跟嬰兒胎位不正有關，成人有暫時性的閱讀障礙或專注力不足跟肌肉張力失衡有關，大多是長期

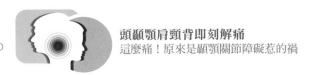
姿勢不良，尤其是喜歡頭歪一邊的趴睡，另外也許包括了許長期轉頭看電腦螢幕斜視而續發了兩側頸部張力不平均。透過治療讓不對稱的緊縮肌肉恢復彈性，平常可用熱敷放鬆肌肉並促進血液循環，都有不錯效果。

潘院長小叮嚀

　　小朋友患有斜頸症，通常因為頭喜歡歪一邊容易被發現，越早治療效果越好。有類似閱讀障礙的學齡孩童，因為歪脖子症狀並不明顯，忽略了隱藏的肌肉張力失衡。徒手治療對孩子來說非常痛，利用震波和高能量雷射修復緊縮的肌肉，大幅減少不適感；成人有脖子緊繃問題，除了物理治療方式，心情放鬆、改善睡眠也很重要。

案例 **4** success
年近七十歲的退休老師
頭痛肩頸僵硬聽力下降
牙口不良咬合不正所致
經診療後症狀逐步改善

　　一名年約67歲的退休老師，近期發現經常出現頭痛、肩頸僵硬、聽力下降等症狀，自覺是以前經常久站累積的老毛病，加上在家經常躺臥在沙發上的不良姿勢，以及睡眠不足、身體機能老化所引起，因此前往醫院復健科求診，經過醫師檢查診斷後發現，出現這些症狀的原因竟然是因為牙口不良、咬合不正所導致。

　　這位退休老師長期以來都有咬合與齒列不正的問題，但由於沒有立即的危險，而且吃東西也沒有不便，因此就先擱著，沒有進一步處理，完全沒有想到近期出現的身體不適症狀竟然都與牙齒咬合不正有關。

所謂咬合不正（Malocclusion）為牙齒排列不整齊的一種現象，上、下顎骨骼內的牙齒排列不規則，導致咀嚼功能不良。常見的暴牙、門牙外突、前牙錯咬、牙齒間隙過大等，都屬於牙齒咬合不正。許多年長者都有這些問題，但以前人鮮少花大錢修整門面，老一輩的人也不重視孩子的齒顎矯正，診間常有6、70歲的民眾來求診臉部關節疼痛、嘴巴無法正常張合，他們都有一個共同問題：因咬合不正產生頭痛、肩頸僵硬、聽力下降等健康問題。

當牙齒過度歪斜、咬合不正就會影響下顎開合的角度，長期影響下來會使顳顎關節產生疼痛感，嚴重的時候甚至會引起偏頭痛、肩頸痠痛等，讓民眾以為是其他不明病症而求助無門，「頭痛醫頭、腳痛醫腳」根本無法徹底解決這些病痛。

牙齒有咬合不正、牙口不良該如何常保養？建議如下：除了進行牙齒矯正外，最好搭配口腔清潔、配戴維持器，以及調整飲食習慣。民眾配戴傳統式牙套，應該經常

使用牙間刷來清潔矯正器的縫隙，降低蛀牙或牙周病的機會；矯正後仍需配戴維持器，幫助牙齒固定。而配戴牙套在清潔時是一大難處，應盡量避免食用容易卡牙縫或具有黏性的食物，吃東西時也要切成小塊，以利吞食。

這位患者因為牙口不良、咬合不正，轉診到牙科治療，醫師說可能要重新做矯正，藉由外力讓牙齒再對合回來。退休老師聽了大驚：我年紀都這麼大了還戴牙套，家人朋友會不會以為我愛美啊！溝通後，轉到顳顎關節專科再次諮詢，透過關節內視鏡發現顳顎關節盤已經移位，要進行關節沖洗清除關節裡的發炎物。幾經考量，非常恐懼要穿刺孔將生理食鹽水灌注到關節內沖洗，還是先轉由不用侵入式的物理治療。

經過診療，退休老師的咬合不正是後天習慣所致，除了先天咬合不正的患者外，個人的咀嚼習慣也會影響到咬合。根據統計，國內高達60%的人口有咬合不正問題，但接受專業矯正只有6.4%，主要是多數人覺得咬合不正或牙

口不良沒有大礙，也沒有危險性，不一定要處理。除非嚴
重發作期，否則不會對日常生活造成不便，使得牙口問題
常被忽視。

再觀察日本，現代人咬合不正的情況，可能與日常飲
食有很大關係，為了講求方便、美味，飲食中有較多偏柔
軟的食物，讓咀嚼食物的次數大幅減少，或咀嚼時只用某
一側的牙齒，長久下來，牙齒、牙齦和骨骼都會不平衡，
容易出現咬合不正的情況。

在某些情況下，顧顎關節發炎可能會自己痊癒，例如
由暫時性壓力所導致的病症，或許可以在壓力減緩後獲得
改善。不過，如果是屬於牙齒咬合不正、牙口不良等原因
造成長期的顧顎關節發炎等問題，則大多需要接受矯正治
療或外力介入才能真正改善病因。

這位退休老師接受牙科矯正咬合，再加上物理治療
後，不僅顧顎關節發炎症狀獲得改善，連以往較少留意的

身體歪斜狀況也逐漸好轉，腰痠背痛、肩頸僵硬、失眠、頭痛、聽覺障礙都得到了很好的紓緩效果。

　　顳顎關節症候群不會對生命產生立即性的危險，卻會對健康有長久影響，就像許多慢性疾病一樣如影隨形，難以忽視，可能會短期發作，也可能轉變成為慢性疾病之類的長期性困擾。

潘院長小叮嚀

　　不良的咀嚼習慣，會讓牙齒產生不等的高低摩擦，頭部的肌肉、骨骼為了配合這些動作而向前後或左右偏移，長期下來就會導致身體出現歪斜的現象而不自知，而支撐頭部的肩、頸、肌肉、脖子和脊椎，為了平衡上半身歪斜的姿勢，甚至骨盆的位置也會跟著移動來保持一定的平衡，如此的失衡狀態就會往下延伸，對腰部和膝蓋造成莫大負擔。

案例 5 success

年輕漂亮女生的失眠族
睡姿不良產生肌力不均
診療後不打鼾也不磨牙
從大小臉回復成小可愛

一位年輕的王姓女性來到治療所，很沮喪述說失眠好一陣子，換了寢具、枕頭，也嘗試了時下流行的香氛療法，還是無法好好入眠。某天晚上睡不著，在浴室鏡子前放空冥想，順便練習芳療師教導的快速入睡法，突然發現：自己的臉好像很歪，笑起來臉型不對稱，甚至有大小臉、高低眉。以為是跟脊柱、骨盆歪斜有關，聽朋友的建議去整脊，身體好像放鬆了，可是大小臉的問題還是在……

年輕人熱衷拍照打卡，很在意自己的表情，只要高低眉、鼻歪、嘴斜，就要求不斷重拍！脊柱側彎和骨盆歪斜

確實會間接導致大小臉、臉型不對稱，透過物理治療矯正可以事半功倍，幫助身體骨頭歸位、讓臉型更好看。不過這位患者的問題所在是顳顎關節系統紊亂，從她的診療結果看來，骨骼筋膜錯位是因為長期睡姿不良，肌肉變得僵硬、緊繃，沒有查覺到自己半夜會打鼾。睡覺姿勢不對，容易對脊椎帶來損傷；打呼則是喉嚨周圍肌肉張力過高，也跟白天脖子前傾看電腦的姿勢不良有關。

年輕女性總是愛美，曾嘗試施打肉毒桿菌素瘦小臉，她用「咬肌怎麼消」、「大小臉問題怎麼解決」、「矯正醫美」等關鍵字查詢，決定用肉毒消除咀嚼肌，但是瘦小臉（咀嚼肌）的效果最多約維持6個月，還要回診評估與肉毒補充，雖然恢復自信體態，還是很想從根本徹底解決，而且失眠的狀況依舊！上網查詢顳顎關節的資訊發現：這部位出問題會連帶身體其他部位產生變化，包括失眠、頭暈、頭痛、肩頸痠痛、臉部肌肉緊繃等。

「我以為失眠是工作壓力太大耶，沒想到衍生狀況這

麼多！」患者很疑惑臉型不對稱的原因，背後竟然隱藏了
這麼多學問。很多人無法理解為什麼身體的筋膜、骨骼會
造成各種大大小小的傷害，剛開始用推拿緩解疼痛，或是
吃藥止痛。其實，藥物無法根治顳顎關節相關疾病，僅能
紓緩症狀；個案的大小臉跟生活習慣姿勢有關，治療後壞
習慣沒改變，臉還是會再歪斜或一邊大一邊小。

從王小姐的問診過程發現，除了睡覺打鼾之外，生活
壓力也讓她有夜間磨牙的困擾，經常睡醒都有雙頰緊繃感
和肌肉微痠的感覺，偶爾吃東西嘴巴張大會有喀喀聲，突
然發現自己有大小臉才正視這些生活上的點點滴滴。各種
無意識的壞習慣、錯誤動作累積成疾，尤其是不良睡姿，
正確睡姿可以改善睡眠質量，錯誤的姿勢則造成睡眠障
礙！

王小姐以側躺姿勢入睡，半夜輾轉反側，抱枕頭增加
安全感；後來想促進血液循環又加了抬腿枕，床上枕頭越
來越多，姿勢也越來越奇怪。物理治療期間，建議改為仰

臥或側臥，仰臥能減輕脊椎壓力，全身肌肉處於最佳鬆弛狀態，達到全身休息目的；側臥可以減少胃酸逆流和打鼾，再加個抱枕夾在腿間防止身體扭轉，翻身也不易移位。

另外，運用高能量雷射治療與震波復健，深入口腔內的肌肉與筋膜疼痛部位，把沾黏的組織鬆解開，僅治療4周左右，王小姐的臉部線條變柔和了，每次療程再以徒手鬆解臉部受傷的那一側，終於跟大小臉說再見了！治療過程中，告知左右臉大小明顯不同，肩膀也一邊高一邊低，這些都是睡姿惹的禍。除此之外，翹腳、用手撐臉托腮也會影響容貌。

出現大小臉，你的身體可能是歪斜的！千萬別輕忽臉部線條異常，臉歪、聳肩等跡象可都反映身體健康。從王小姐的療程追蹤報告顯示，大小臉恢復正常、打鼾頻率減少，除了顳顎關節和周圍筋膜恢復穩定外，她很積極配合復健運動，很勤著伸展拉伸胸鎖乳突肌，這也是讓下顎線

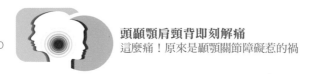

條變好看的關鍵。撥空轉頭讓下巴往肩膀方向帶，再加上適當的伸展來放鬆肌肉，持續做能減輕肩頸痠痛，矯正體態和肩頸線條。

潘院長小叮嚀

　　顳顎關節出問題造成臉歪、大小臉，最主要原因是姿勢錯誤，包括不良睡相。有些人會戴牙套將牙齒排整齊，或是打玻尿酸、肉毒桿菌素，甚至正顎手術加牙套。不過代價除了金錢，後面復原期也很辛苦，吃流質食物、減少肌肉的負擔……如果確定的是顳顎關節障礙，可以從這部分著手治療，以非侵入式讓肌肉及關節放鬆，縮短矯正時間。當然，最重要的還是日常正確使用肌肉以及保持正確姿勢，避免再次讓大小臉影響容貌。

案例 **6** success | 睡著後震耳欲聾男性打鼾族
轟天雷打呼聲影響夫妻關係
物理診療大幅降低睡覺鼾聲
小倆口冷戰分房到開心圓房

　　一對30多歲的丁姓夫妻，剛結婚不久，他們倆在交往、結婚初期，總是形影不離，朋友用「黏TT」來形容。兩人經常在社群軟體上傳出遊、曬恩愛的照片，羨煞身旁友人，但是只羨鴛鴦不羨仙的日子才幾年而已，妻子竟然提出分房睡的建議。親友們大驚：相戀7年、結婚3年卻傳出婚變！

　　妻子委屈述說，「我們沒有不愛了，只是沒辦法睡在一起！」這讓愛老婆的老公非常受傷、難過，主要原因竟然是因為他夜裡的打鼾聲有如「轟天雷」般響徹雲霄，枕邊人實在無法好好入眠。長期下來，妻子不僅身心俱疲，

上班時卯起來打呵欠，臉上經常掛著熊貓眼，讓朋友、同事誤為新婚夫妻「房事」太甜蜜所致，只有妻子有苦難言，因為擾人清夢的鼾聲而不得不分房睡。

婚姻是戀愛的墳墓，打鼾則是婚姻殺手！國外有許多研究顯示，打鼾會影響睡眠品質和夫妻的幸福滿意度，另一半打鼾讓人崩潰，夜晚的寧靜被剝奪，睡眠不斷被打斷。經過專業醫療診斷，發現這位先生竟然是顳顎關節症候群所導致，經過物理治療所的診治，打鼾情況已經大幅改善，現在夫妻倆終於恢復結婚初期同床共枕的甜蜜時光，也有了愛的結晶，準備開心迎接新生命的誕生。

許多人睡眠時都會打鼾，但打鼾的程度卻是人人有別，患者本身常常不自知，大多由另一半、家人發現告知。打鼾是因為口咽部的肌肉無力，舌頭沒有放在正確的休息位置，軟顎和舌根震動所致。上了年紀，咽喉部的肌肉張力會隨著年紀變大而漸漸減弱或鬆弛，微微鼻鼾變得更大聲！打鼾程度較輕者，可能只是發出一點聲音，嚴重

者可能因氧氣不足而影響心肺功能，更嚴重者就屬睡眠呼
吸中止症，有猝死之可能。

　　打鼾不管對當事人或枕邊人來說，都相當痛苦，卻又
束手無策。一整晚嘴巴處在無法閉合的狀態，不僅覺得口
乾舌燥、口氣難聞，即使睡了很久仍然很疲累，白天猛打
呵欠、精神難以集中。一般來說，男性打鼾的情況比女性
常見，打鼾比例是女性的3至8倍。

　　有些人會因為睡眠時的平躺姿勢，加上口咽部肌肉放
鬆癱軟，使得呼吸氣流因呼吸通道狹窄、阻塞，產生呼吸
不順的聲響。當呼吸道阻塞、不通暢，患者常打開嘴巴用
「口呼吸」，因而減少唾液分泌，造成口乾、口腔的抑菌
能力降低。而用嘴巴呼吸會使用到頰部肌肉，長期過度收
縮而逐漸改變臉型，導致咬合不正。

　　咬合不正也是打鼾的原因之一，亦為顳顎關節症候
群，不僅影響外觀，也會進一步讓呼吸道變狹窄，在長

期、反覆性缺氧的情況下。打鼾會讓各種狀況惡性循環，
為了避免影響家人和自己的睡眠品質，患者通常會嘗試許
多療法，例如減肥、改變睡覺姿勢，將平躺改為側睡姿勢
等。這些丁先生都試過了，也曾使用打呼神器、止鼾器、
止鼾口內牙套、護頸枕……改善效果有限。

丁先生也到醫院接受連續性正壓呼吸輔助器的治療，
睡覺時帶著類似氧氣罩的器具，維持上呼吸道暢通，只是
戴著口鼻罩有壓迫感，覺得戴不住，價格也不便宜。後來
配戴類似咬合板的裝置固定在牙齒上，將舌顎往前拉，整
個晚上，下巴、下顎與舌頭都往前拉，醒來覺得顳顎關節
痠痛，戴沒多久又放棄了。

最後決定用物理治療的方式改善睡覺打鼾，以震波把
能量傳遞到舌頭、咽喉、口腔顏面，強化肌肉力量，再加
上復健動作練習，睡覺時嘴巴自然閉上，讓舌頭放在正確
的休息位置上；高能量雷射則協助改善呼吸道附近緊繃的
組織，睡眠時呼吸道保持暢通不再塌陷。這對夫妻一起來

診療後，老公打鼾情況大幅降低，終於回到新婚期的甜蜜時光，不再為了丈夫夜晚的交響樂而生悶氣，挽回一段岌岌可危的婚姻。

潘院長小叮嚀

　　不少伴侶因為打鼾聲過大，選擇分房睡，雖然心理師分析單獨睡眠可以讓生活品質更好，但分著分著，感情就變淡了！市面上有許多止鼾設計，目的是達到擴張呼吸道，但矯正錯誤口呼吸習慣的產品不一定每個人都戴得住，效果也因人而異，對於有失眠問題的人來說，戴止鼾牙套、呼吸輔助器可能更睡不著。目前主流的醫療處置包括手術，因應阻塞部位決定施行項目，但不調整生活習慣易復發，從生理學的角度了解打鼾原因，對症下藥。

案例 **7** success 熱愛健身的男性運動族
重訓動作過度肌肉代償
產生肩頸緊繃頭暈頭痛
半年療程有效紓解改善

　　國內運動風氣漸興盛，帶動健身房揮汗商機，三餐外食的上班族利用空閒時間瘦身減肥，不少男性喜歡使用胸推機訓練胸肌，或是用槓鈴、啞鈴來做臥推，操出厚實胸膛！不過，健身新手最好請專業教練指導正確姿勢，確保訓練不受傷、訓練效果加倍。40歲的李先生迷上重訓，而且在卡路里上斤斤計較，運動後總是會泡杯高蛋白飲品，加強增肌效果。健身不到半年，雖然體態變好了，卻總覺得太陽穴附近隱隱約約疼痛，而且頭部很緊繃……

　　運動應該是讓身體放鬆、舒緩痠痛，怎麼反而引發頭痛？看了神經內科，說明可能長期處於工作壓力，焦慮、

疲憊影響心理健康，多休息、先暫停健身重訓，改為其他較緩和的低衝擊運動。李先生改為騎單車、踩飛輪，剛開始確實改善肌肉痠痛，但過沒多久又開始痛了，而且肩頸緊繃僵硬，且不定時的頭暈、頭痛。改換骨科暨運動傷害復健，醫生說是「頸椎病」，主要是與顳顎關節相連的肌肉緊繃痙攣所致，也屬於顳顎關節症候群的一部分。

「不過是運動健身，怎麼會一堆病痛上身？」不要小看肩頸用力造成的頭肩頸肌筋膜疼痛，醫學研究發現，罹患顳顎關節症候群的人，約70%有頸部疼痛問題，因為顳顎關節與頸椎的肌肉、韌帶相連結，只要嘴巴開闔，上頸椎也會跟著動作。李先生練胸肌時，發力錯誤、過度肩關節內旋，反而讓肩關節處在不穩定的位置，且在雙手推舉的時候做出錯誤的頸椎前引（頭往前），增加頸椎壓迫。

臥推看起來感覺只有胸部發力，實際上頸部、肩膀也會一同出力工作，正確姿勢可以避免使用過多的其他部位代償。在健身房很常有一種狀況：用力時發出吼叫的聲

音，有些人推大重量時臉都歪了！吼叫聲能帶給運動員更多力量、提升運動表現，跟「爆發力」畫上等號，例如女子網球選手莎拉波娃的擊球叫聲、慣於吼叫的男網球星納達爾，透過嘶吼能讓核心肌群產生額外張力，又被喻為「有效釋出能量」。李先生偶爾也會低吼幾聲，然後喉嚨就乾痛……

運動員都受過專業訓練，平常也會做頸部伸展拉伸、放鬆肌肉，還有運動防護員近身照顧貼紮、伸展、按摩，將運動傷害降到最低。有些民眾只在下班時間或假日瘋運動，或是假日一口氣把整周的運動量補齊，這類「假日運動員」平時不運動，一運動就肌肉使用過量，出現頸椎的各種症狀。李先生說自己常忘記暖身、收操，自己下定論是運動傷害，但是頭痛問題卻找不出原因；有時候喉嚨痛也只痛一邊，看了神經內科、骨科暨運動傷害復健，最後轉來治療所尋求幫助。

　　詳細詢問健身過程後，耐心找出問題的痛點，像解謎般一塊塊從脊椎、筋膜找下來，發現背部肌很緊，還延伸到小腿，難怪他的腳常抽筋！長時間的肌肉過緊、失衡是引起抽筋的主要原因，李先生的抽筋也可能是長期維持某個姿勢所致，追溯源頭為騎單車、踩飛輪，騎乘姿勢會用到錯誤的「墊腳尖」動作，要避免抽筋，多做暖身拉筋、不要重踩、停下時應「全腳掌」著地。

　　從李先生的幾個運動習慣揪出關鍵點，慢慢解決難治性疼痛，重訓用力錯誤加上長時間俯身仰頭騎車，後頸部刺痛症狀屬於顳顎關節範圍的頭夾肌症候群。在健身房增加重量時，用蠻力撐上去會有一種「快中風」的悶痛感，後頸部刺痛、眼球脹脹的，還會出現視力模糊。

　　種種怪現象持續了數個月，症狀嚴重時，不適感擴展到肩膀和手臂，透過理學檢查找出原因，討論徒手肌筋膜

放鬆輔以儀器治療，讓拉傷的組織盡快修復。經過半年療程，高能量雷射、震波緩解症狀，治療後仍持續矯正訓練，站在門框下進行胸肌拉伸，習慣把胸挺出來，同時內收肩胛骨。

潘院長小叮嚀

上班族想維持體態，假日積極投入健身，想在短時間內達到運動效益，結果反效果運動傷害，負重訓練若沒有循序漸進，身體會啟動「代償」的保護機制，輕則肌肉痠痛，重則造成受傷。一般治療以肌肉鬆弛劑或止痛消炎藥為主，但可能會產生鎮靜、嗜睡副作用，需依照醫囑建議服用。安排適當的物理治療可促進患部修復癒合，針對病理原因幫助身體修復，並加速治療疼痛。長時間低頭工作者也會有罹患頭夾肌症候群的高風險，鐘錶師、縫紉師、銀行辦事員、打字員等工作者請小心！

案例 **8** success

戽斗、暴牙產生嘴巴無法緊閉
咬合困擾飽受顳顎關節痛之苦
正顎手術顳顎關節的整合療程
改善顏面不對稱後自信展笑顏

　　從面相學來看，下巴有關晚年運氣及人生福氣，不容小覷。有戽斗和嚴重暴牙的人，不僅象徵運勢不佳，也影響咬合咀嚼功能，包括外觀和口語發音！一位20多歲，剛踏入職場的鄧小姐，從小就因為「戽斗」臉，成長過程屢遭同學調侃，出社會面試時，也經常碰壁吃虧，明明是名校畢業、本職學能也不差，求學和求職卻異常艱辛，面試之後就再也沒有下文，自信心大受打擊，開始懷疑人生。

　　另一位陳姓男大學生，一直有個心儀的女同學，很想告白卻遲遲不敢跨出那一步，最主要的原因就是對自己的外貌沒有自信。這位男大生小時候騎車跌倒受傷，使得下

顎骨出現歪斜，隨著年紀漸長，暴牙情況越來越明顯。陳同學牙齒排列很不整齊、嘴巴無法緊閉，深怕「暴牙蘇」的外貌會讓佳人退避三舍。

　　戽斗和暴牙一族，其實都與顳顎關節障礙密切相關！根據醫學研究，20歲以上的成年人，約65-70%有顳顎關節障礙等相關問題，例如嘴巴張開時，會聽到異常聲響、咀嚼食物或持續說話時，嘴巴、下顎會痠痛，甚至有吞嚥困難、出現耳鳴、耳痛症狀。其中約80%的患者可以透過顳顎關節治療獲得緩解，不過仍有5-10％的患者會感到疼痛、不舒服，影響到日常生活飲食、說話，有些人因臉型、外貌出現變化而改變社交生活。

　　以戽斗來說，因下臉部較長、下顎較突出，造成前牙錯咬與凹臉型，在咬合時無法順利開咬。戽斗臉型常常會遭受他人側目，被嘲笑為馬臉、巫婆臉或香蕉、月亮一類的綽號，不僅自信心受打擊，也常常因顎骨位置太突出而容易鼻塞、飲食常咬到舌頭、開咬、影響口腔健康。

因為上顎生長不足與下顎生長太過的戽斗，常有牙齒在咬合時無法順利閉合而出現開咬的狀況，多數戽斗都伴有咬合不正的問題。戽斗又分為多數先天遺傳的「真戽斗」和後天習慣不良的「假戽斗」；真戽斗又稱為「骨骼性戽斗」，大多是先天遺傳，患者的上下顎骨發育異常，導致下排牙齒位置較凸出，跑到上排牙齒前面，使得咬合不完全，無法順利對咬。

假戽斗則是因為孩童的乳牙或換牙時期出現齒列不整齊的情況，太過嚴重易導致咀嚼、吞嚥障礙，吃東西需刻意將下排牙齒往前咬合來切斷食物，長期下來，齒顎骨骼肌就會變形，使得戽斗越來越惡化。如果戽斗非先天骨骼原因，僅是牙齒排列不整齊，可透過配戴牙齒矯正器漸進式改變下巴輪廓，慢慢將下巴骨骼肌內縮，推進至正常位置。

現今牙齒矯正技術進步，還有新型矯正工具的輔助，若齒槽骨空間足夠，有機會可以不動刀。如果是「真戽

斗」，仍在發育階段的兒童、青少年，有機會透過矯正方式進行治療。而成年人的骨骼發育已經定型，僅靠矯正器效果較慢，醫師通常會建議實行外科正顎手術來解決咀嚼及咬合障礙。

造成暴牙的原因有很多種，其中大多跟幼兒時期長期吸吮奶嘴有關，當孩子已超過使用奶嘴的年紀，卻仍習慣性吸奶嘴，便會影響牙齒發育，導致咬合過度或開放性咬合，暴牙容易有下顎後縮、歪斜、前牙開咬以及上呼吸道狹窄。咬合不正牽動顧顎關節病變，當牙齒、骨骼產生不平衡，身體會有代償作用，下巴周圍的肌肉改變施力方式，脖子及頭的角度也跟著改變，肩膀痠、頭痛、視力降低、失眠等後遺症接踵而來。

顏面不對稱、歪斜、戽斗、暴牙等情況，應尋求專業評估且待骨骼發育成熟後，再決定是否合併接受正顎手術治療，以免受發育影響。鄧小姐、陳同學二人經過診斷，徹底了解病灶後，先會診齒顎矯正科進行齒列矯正治療、

實施正顎手術，術後效果良好。再到物理治療所接受「顳顎關節整合療程」，搭配徒手治療改善口腔、顏面肌肉與筋膜問題，學習口腔肌肉的運用，經過半年復健，終於解決面子問題，自信露出笑顏。

潘院長小叮嚀

　　顳顎顏面異常、牙齒排列不整齊、咬合不良、嘴巴無法緊閉等，長期不處理可能出現牙齦外露、面部歪斜等，嚴重的話會下顎骨後縮，壓迫到呼吸道，產生打鼾、睡眠呼吸中止症，睡眠品質大打折扣。還有缺牙問題，若沒有補上空缺，吃東西慣用一邊咀嚼，可能會臉形歪斜、雙頰凹陷，而且用牙過度磨耗，衍生出更多咬合的問題及顳顎關節障礙。

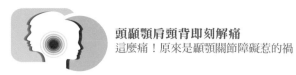
案
例

9

success

經常講話過度使用嘴巴的教師
喉嚨乾痛咀嚼吞嚥食物有困難
紓解喉部肩背肌肉的緊繃疲勞
緩解症狀重返喜愛的教職生涯

　　每當到了重要的段考、模擬考以及學測等大考，黃姓女老師授課的音調就會不自覺上揚，語氣帶著焦躁，巴不得傳授全部重點，似乎比學生還著急，擔心學生考不上理想學校。在補習班任課多年的黃老師，戴著無線擴音器認真講課，最近常覺得口乾舌燥、喉嚨乾痛，一直喝水也沒用，本以為是睡眠不足加上長期緊張，有時連咀嚼與吞嚥食物都有困難。

　　抽血檢測沒有異常，看了耳鼻喉科，醫師詢問最近吃了哪些藥物，抗憂鬱藥、止痛藥、抗過敏與感冒藥、高血壓藥的副作用就是口乾舌燥，抽煙、過鹹食物也會抑制唾

液分泌。撤除以上因素，醫師叮嚀多休息、多吃蜂蜜及羅漢果潤肺顧氣管，努力調整生活型態，但情況仍無好轉。幾個月後，黃老師嘴巴一張開就痛，吃飯用餐、聊天講話有疼痛感，至口腔顎面外科就診，檢查發現顳顎關節腔有積液，建議激痛點注射緩解疼痛感。

什麼是激痛點呢？字面上的意思就是引發疼痛的點，按壓會特別疼痛，通常是肌肉群的慢性傷害，源自於肌肉和結締組織長期累積的緊繃狀態，屬於肌筋膜痛症候群。黃老師的補教工作需要一直講話，上課前將語音輔助設備夾在腰帶或掛在脖子上，隨身使用擴音器麥克風控制音量，雖然不用大聲講話，但長時間用嗓子，久而久之出現聲音沙啞、咽喉微乾微痛。

除去繁重的教學任務，下課還要輔導學生，醫師叮囑儘量少說話，讓喉嚨得到充分休息，老師怎麼可能做得到！日復一日拖延，頭痛、肩頸痠痛、上臂痛陸續出現，激痛點注射低濃度葡萄糖後，放鬆紓緩肌筋膜。但是考季

一忙，肌肉筋膜緊繃、咀嚼功能失調等現象又來報到，黃老師決定從根本解決問題，選擇物理治療平衡筋膜張力，修復體內的微損傷。

從她所描述的工作內容和喉嚨乾痛、後續衍生的疼痛，分析是長時間戴麥克風講話，一邊的聽力已經有點受損，建議換邊聽講。而一手扶著麥克風、一手翻課本，兩側肩膀用力不平均，形成高低肩；一下子低頭看學生是否專心聽課、一下子又抬頭寫黑板，頭部前傾和仰抬姿勢導致肌肉過度負荷。肩頸疼痛反覆發作，黃老師忽略了疲勞和慢性損傷對身體的磨損，不良的姿勢及說話過多，造成顳顎關節症候群找上門！

首先表現在喉嚨痛，不停說話造成喉部肌肉過度緊繃疲勞；再來是偏頭痛，下課後伏案低頭改試卷，姿勢持續固定不變患上頸椎病。高低肩顯示某種程度的胸椎歪斜，易疲勞、頭痛，甚至腰椎、膝蓋也會疼痛。黃老師的治療方式以震波為主，聚焦打在受傷的肌腱韌帶紓解疼痛，另

使用高能量雷射快速放鬆軟化肩頸部周邊緊繃的肌肉，經過三個月的治療後，疼痛感下降許多，也不再口乾舌燥。

建議有空多拉伸斜方肌，伸展背部改善肩頸疲勞，黃老師苦笑工作一忙就廢寢忘食，哪有時間自我復健？但即使一開始動作做不了很多，動作幅度也不大，隔1、2個小時就應稍作休息，讓身體或脖子前屈、後伸、左右旋轉，避免姿勢長期不變。跟黃老師相同症狀的個案不少，包括了電話行銷、客服人員，要長時間講話；牙醫、烤漆作業員需要長期彎腰、轉頭、低頭，且單手操作儀器，胸背脊椎僵硬，延伸到頸部與下背部也硬梆梆，引發菱形肌及斜方肌過度拉扯，出現膏肓痛。

別小看顳顎關節問題，張力不均從肩部、頸項部往下蔓延至背部、腿部，小小部位的疼痛讓人坐立難安，睡眠也受到干擾。被喻為「現代人文明病」的膏肓痛可採用儀器治療，加上徒手調整、強化肌肉群，幫助回復肩關節活動度。從激發點到轉移痛，診間最常見的肩頸痛、腰背

痛，就是肌筋膜疼痛，部分患者伴有耳鳴、眩暈、心悸等症狀，若傳統的熱敷、低周波電療、頸椎腰椎牽引長期治療不見起色，應考慮從肌筋膜放鬆的角度著手。

潘院長小叮嚀

喉嚨發炎疼痛，大多會直接聯想到感冒，其實喉嚨痛的原因很多種，長時間講話、唱歌飆高音，皆可能導致喉嚨不適，民眾最常忽略肌肉筋膜緊繃。肌肉問題與筋膜張力平衡息息相關，現代人工作壓力大，肌肉跟著變得緊張，有一種「肌肉緊張性音聲障礙」，經常感到喉嚨緊緊的，不妨深呼吸練習漸進式肌肉放鬆，避免身體發炎加劇。除了配合治療，日常正確姿勢與復健運動只能靠自己了！

案例 10 success
職業現代舞者背痛頭痛雙臂痛
肌肉影響頭部的平衡與協調性
高能量雷射活化肌肉的激痛點
開心重返美國活躍紐約百老匯

　　無論哪一種舞蹈，都需要強大的肌力和耐力，靈活轉動身體每個部位，以及優美和諧的身段體態，吸引觀眾的目光。融合體育與藝術的肢體表演，因長時間練習重複性的動作，常會因肌肉失衡而引起職業傷害。一名40多歲的現代舞者特地回國求診，主訴背痛、頭痛，雙臂痛到幾乎無法伸展，連舉手拿東西都有困難！身為職業舞者，原本還會忍著痛站上舞台躍動，但慢性疼痛已影響日常生活跟職業生涯，連單腳支撐轉身也不再順暢，決定先暫停事業，回老家靜養及治療。

　　俗話說「台上一分鐘，台下十年功」，這位患者從小

就嚮往成為一名職業舞者，花許多時間訓練舞技及累積表演經驗，到美國圓夢後，一星期要跳上8場、一年超過400場的表演，日復一日的排練，活動量非常大。許多演出橋段還要手持道具，反覆使用手部造成手麻痛，長期忍著疼痛，習慣咬緊牙關，提醒自己「咬牙忍痛」撐住。仰頭、伸下巴感到耳朵部位有刺痛感，後來疼痛難耐，某日竟發現嘴巴張不開，就醫拿了肌肉鬆弛劑，再用熱敷、痠痛貼布緩解症狀。

治療了好一陣子仍不見起色，還不斷地反覆發作，再加上身邊舞蹈的同事、老師們也常在說，「一般舞者大概跳到40歲左右就沒辦法再跳了」，熱愛舞蹈的她心情更加沮喪，煩躁不安又緊張，「肌肉痠痛」讓生活、事業全停擺！回到台灣，看了骨科、牙科、復健科，確認是顳顎關節症候群，長期咬牙出力，下巴關節以及附近肌肉出現纖維化和組織沾黏，在醫院局部麻醉用顳顎關節沖洗手術將發炎物質沖掉，再加打坡尿酸增加關節潤滑度。之後加強用手撐嘴、按摩、推拉的復健運動，覺到頸部線條放鬆

了，不再又緊又痛。

　　只是狀況維持不到半年，肩頸深部刺痛感又來了！回診檢查是關節錯位跑掉，沖洗手術的效果有限，建議再進行顳顎關節鏡手術。這位舞者來到物理治療所，針對關節發炎、肌肉緊繃、筋膜失衡、頭痛失眠等問題一項項緩解。首先用震波放鬆並促進組織修復，讓緊繃且受傷的組織修復再更新，同時把不好的物質代謝掉，做完立即有明顯效果。

　　再使用高能量雷射活化肌肉的激痛點，對準頸部周邊肌肉的高能量雷射光適用慢性肌肉疼痛，不少運動選手都曾藉此治療方式修復運動傷害。輔以徒手治療將頸部筋膜骨骼鬆解復位，慢慢鬆開筋膜緊繃的點，另藉由顳顎關節開闔產生的動作，放鬆頸椎附近的肌肉，也透過顳薦椎治療把張力向下傳遞至腰椎，終結疼痛的源頭。先從顳顎關節找到相對應的肌肉筋膜進行處理，再往頸部、肩膀、上臂、胸部、腰臀、下肢等處，找出受影響的肌群。

　　剛開始治療位於外耳道前方的顳顎關節部位時，這位舞者感到極度疼痛，改用能接受的6-7分疼痛感緩解肌肉僵硬，經過20次左右的療程，使用儀器搭配徒手治療，開心重返美國戲劇藝術的表演電台，如今仍活躍於紐約百老匯！在治療過程中，發現難以根治的緊繃或肌肉痠痛，源自於肌肉失衡，部分肌肉過度使用而引起全身性的症狀。

　　雖然症狀解除，特別提醒舞者要預防再發，一定要維持正確姿勢，避免讓關節與肌肉處在高壓力的收縮狀態。平常工作結束後，可用冰敷來消炎止痛，並做適當的伸展拉伸運動來改善肌肉緊繃，恢復肌肉彈性。另外要保持良好睡眠，舞者透露偶爾巡演時，同團成員會笑說夜間磨牙有點大聲！在無意識的情況下緊咬牙齒，易引起頭痛、顳顎關節受傷，衍生肩頸僵硬、膏肓疼痛。

　　從裡而外找出源頭下手，大多可以獲得相當程度的改善，但長久之道還是維持正常生活習慣及適當紓壓，專業舞者的職業傷害難免，但只要注意到如果有過度用力、姿

勢歪掉、聳肩、脖子前傾，就要提醒自己改正；進行反覆
或持續手臂上舉的動作後，務必拉伸收操避免造成身體負
擔。顳顎關節的照顧原則為不熬夜、避免過度咀嚼、吃東
西不要集中在單側，職業舞者謹記重點，希望讓自己的舞
蹈人生能多跳好幾年！

潘院長小叮嚀

　　顳顎關節的結構非常複雜，就像繁忙的十字路口連接頸
部、背部的肌筋膜，一個部位出問題就會連動其他組織，經
常按摩放鬆可以緩解疼痛，千萬別等病症上身了才治療！舞
者、運動員常會過度使用肌肉，建議在活動前可以先做2-3
組靜態拉伸，再接著動態的拉伸，有效防止肌肉彈性疲乏和
拉傷。尤其是氣溫低時，頸部暖身更顯重要，再加上低溫時
容易縮著脖子，讓肌肉更僵硬緊繃！

Chapter *4*

一學就會，
顳顎疼痛自療法！

顳顎關節症候群會自己好嗎？發炎疼痛怎麼辦？這塊連接下顎骨和頭顱骨的結構部位，負責控制嘴巴開闔、咀嚼吞嚥和說話、打呵欠……看似再平常不過的動作，如果骨頭、肌肉、韌帶的連動不協調，很容易因張力不均而運作失調，造成張嘴歪斜、咬合不正、臉部和頸部肌肉痠痛等，甚至蔓延到眼窩、面部、肩部、頸部和背部，全身筋膜系統出現失衡問題。

這個單元除了教你如何挑選好的寢具、正確的飲食觀念外，還精選出12招72式保健運動，有效的幫助改善顳顎關節障礙的疼痛。

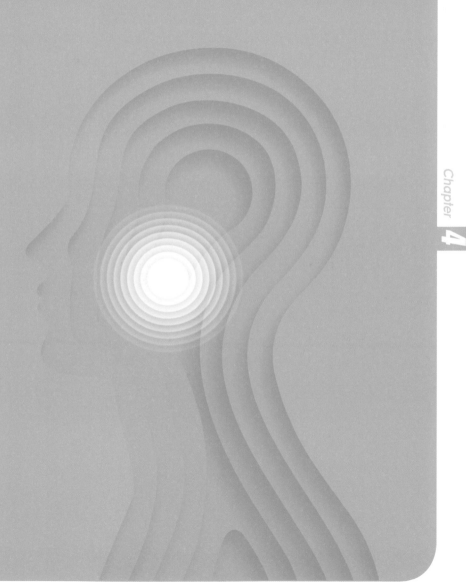

Chapter

4

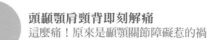

跟著做，舒緩修復不疼痛

第 **1** 招

頸部拉伸

放鬆頸前後

超過一半的人都有頸部問題，尤其是上班族！低頭滑手機、用電腦，常常導致脖子前傾、肌肉痠痛。放鬆肩頸的第一步是先坐好，用手指放在下巴引導頭部往前後拉伸的同時防止產生頸部過度前伸的動作，拉伸頸後方的斜方肌、頭夾肌、頸夾肌，讓我們的肩膀、頸部前後感到放鬆。

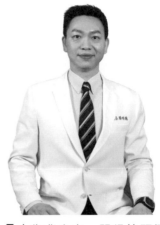

1 | 靠背坐直，記得抬頭挺胸，眼睛直視前方。

2 | 肩膀往後收，全身放鬆。

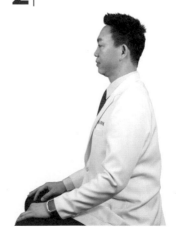

紓緩顳顎關節症候群的第一步，應從正確姿勢與護理下手，這個單元的12個招式、72個動作可以協助頸部伸展，有效的紓緩僵硬的肌肉、減輕頭痛和頸部疼痛等不適。

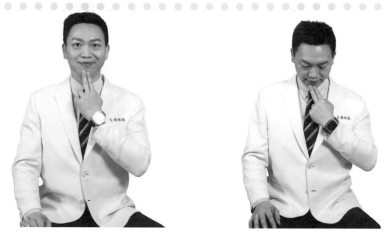

3 食指、無名指輕推下巴後收。

5 輕輕低頭60秒。

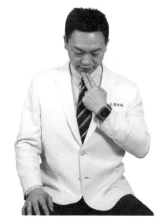

4 兩手指輕抬下巴60秒。

6 雙手放在後腦勺，往前輕柔施壓。

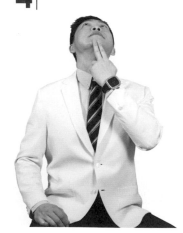

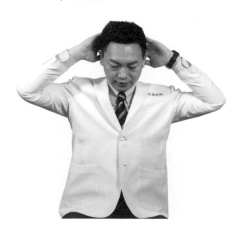

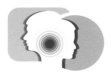

第 **2** 招

頸部拉伸

放鬆左右側頸

有時候因為不對的姿勢，
例如肩膀夾著手機、單肩
側揹包包，會讓頸部肌肉
不自覺收縮，久了肌肉張
力異常導致頸部痠痛，頸
部不舒服的感覺像落枕。
左右側頸動作在雙手重力
的幫助下進一步放鬆伸展
提肩胛肌以及前、中、後
斜角肌，增加頸部兩側的
伸展。

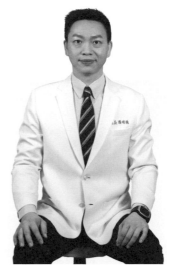

1 │ 靠背坐直，雙手自然放在大腿上。

2 │ 兩手指輕推下巴後收。

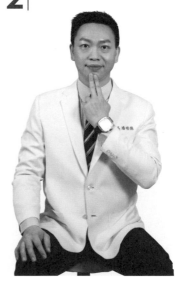

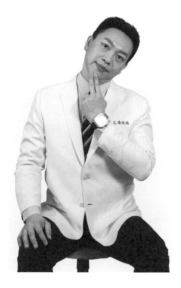

3 左耳朵輕輕往肩靠，放鬆60秒。

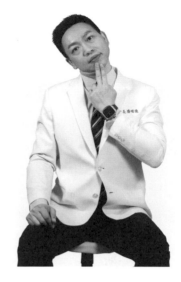

5 換邊，右耳朵輕輕往肩靠，放鬆60秒。

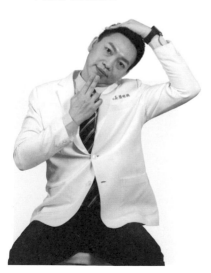

4 加上手的動作，左手放置頭部輕柔施壓。

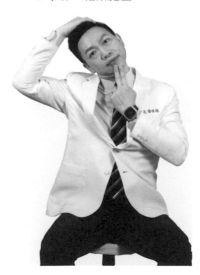

6 加上右手放置頭部的動作，輕柔施壓。

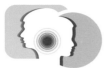

第**3**招

頸部拉伸

放鬆枕下肌群

這個動作主要是放鬆枕下肌群，當肩頸痠痛感集中在頭部後方，長期不處理可能會讓痠痛感延伸至眼睛附近，因為整個筋膜系統非常緊繃。左右轉頭拉伸要盡量保持身體穩定不動，勿過度低頭、要收緊下巴，配合呼吸拉長、轉動脖子。

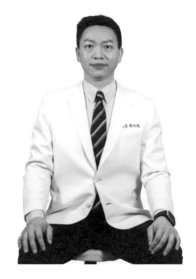

1 靠背坐直。

2 兩手指輕推下巴後收。

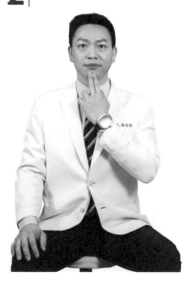

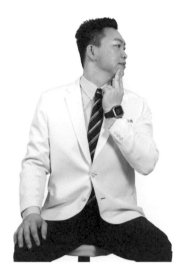

3 | 手指輕撥下巴向左轉60秒。

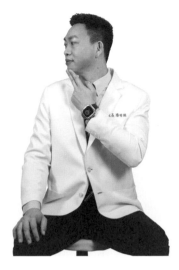

5 | 換邊，手指輕撥下巴向右轉60秒。

4 | 改為4指輕推下顎，輕柔施壓60秒。

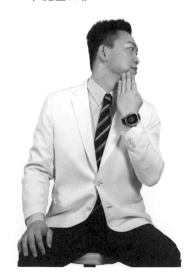

6 | 改為4指輕推下顎，輕柔施壓60秒。

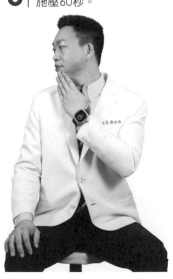

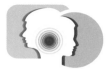
第4招

頸部拉伸

放鬆胸鎖乳突肌

胸鎖乳突肌靠近頸動脈的位置，連接胸骨、鎖骨以及耳後方的乳突，當轉頭卡卡不順，都是因為胸鎖乳突肌長期處於收縮狀態，藉由後仰與反向拉伸來放鬆肌肉，簡單的按壓、伸展脖頸，持續做能減輕肩頸痠痛，還能讓脖子線條更明顯。

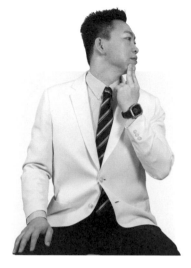

1 頭轉向左側，左手兩手指輕推下巴後收。

2 左耳朵輕輕往肩靠 轉頭看天60秒。

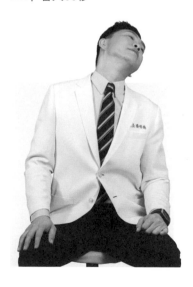

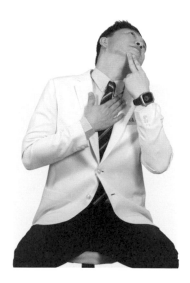

3 | 右手輕按胸前，左手兩手指向左上方輕推下巴，伸展60秒。

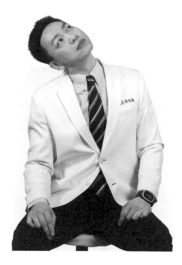

5 | 右手放下，右耳朵輕輕往肩靠，轉頭看天60秒。

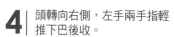

4 | 頭轉向右側，左手兩手指輕推下巴後收。

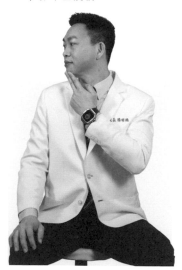

6 | 右手輕按胸前，左手兩手指向左上方輕推下巴，伸展60秒。

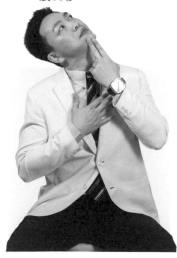

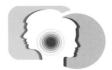

第**5**招

頸部拉伸

放鬆頸前肌群

想告別胸悶、脖前傾、肩頸痛等問題，可藉由拉伸頸椎、肩膀放鬆緊繃的肌肉。保持坐姿、背部挺直，雙手扶在鎖骨下方的胸前，再抬頭輕輕拉伸頸部前方的闊頸肌及舌骨肌群。可以兩手指輕抬下巴輕輕拉伸，記得換邊練習！

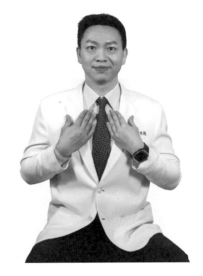

1 靠背坐直，雙手置放於胸前鎖骨下方位置。

2 頭慢慢往後仰，下巴上抬，看天60秒。

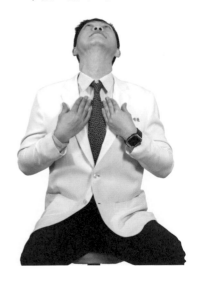

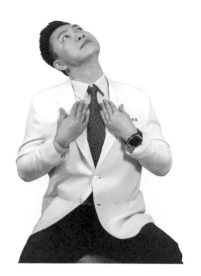

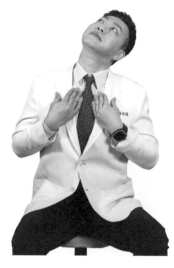

3 下巴左右輕輕轉動，臉朝左上方。

5 下巴左右輕輕轉動，臉轉向右上方，雙手放在胸前鎖骨位置。

4 左手撐住下巴，兩手指輕推下巴向上拉伸。

6 右手撐住下巴，手指輕推下巴向上拉伸，慢慢增加力道。

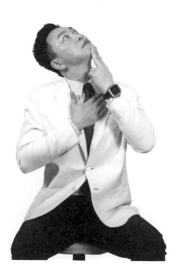

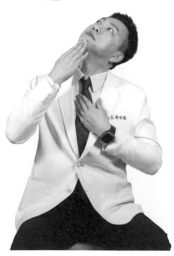

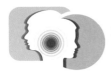

第**6**招

頸部拉伸

放鬆上斜方肌

上斜方肌過於緊繃，是引起頭頸部痠痛的主要原因！而且看起來脖子短、顯得虎背熊腰。訓練動作需要注意把肩膀下壓，內收肩胛骨再加上一手輕壓頭部，讓頭往側邊轉向45度，讓伸展效果更好。每天持續做，放鬆頸部肌肉，同時緩解疼痛。

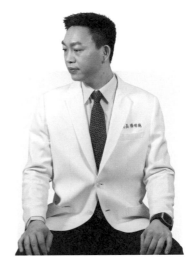

1 靠背坐直，頭往右邊方向轉45度。

2 頭微微放鬆往下方看，用頭的重量拉伸頸側面及後方的肌肉。

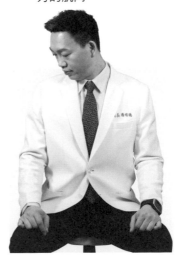

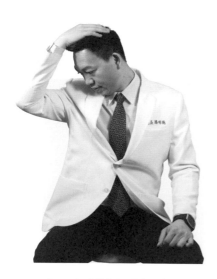

3 | 右手放在頭頂上，輕柔往前壓。

5 | 臉往左下方看，頸部跟著轉動，用頭的重量拉伸頸側面及後方的肌肉。

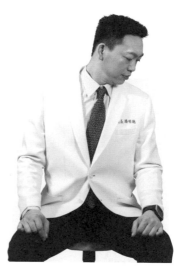

4 | 雙手放下，臉轉向左方45度，眼睛直視前方，保持脖子直挺姿勢。

6 | 扶住頭部的手，輕柔往前施壓。

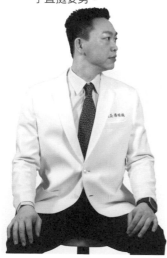

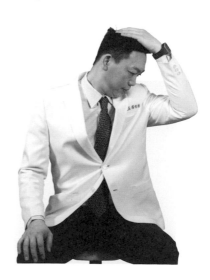

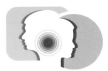

頸部拉伸

放鬆提肩胛肌

當肩胛提肌過分緊張，會使肌肉柔韌度下降，肩膀不自覺上舉而聳肩，久了容易引起頸部不適和血液循環不良。利用雙手施力，往疼痛對側斜前方伸展，讓肩胛骨上方至頸椎處有拉扯感，再配合呼吸紓緩壓力，注意不用勉強旋轉太大角度，舒適即可。

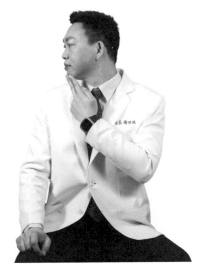

1 靠背坐直，頭轉向右肩，左手兩手指輕推下巴後收。

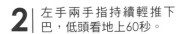

2 左手兩手指持續輕推下巴，低頭看地上60秒。

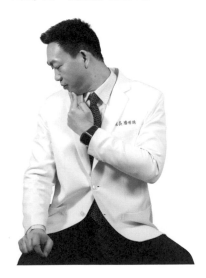

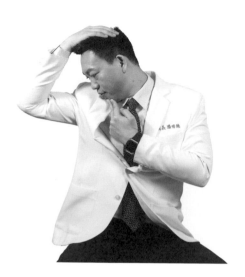

3 │ 左手兩手指輕推下巴後收，右手輕扶後腦勺輕輕往下方帶。

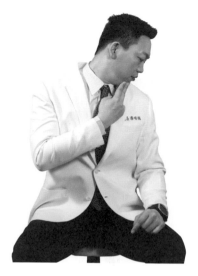

5 │ 右手兩手指持續輕推下巴，低頭看地上60秒。

4 │ 靠背坐直，頭轉向左肩，右手兩手指輕推下巴後收。

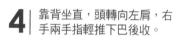

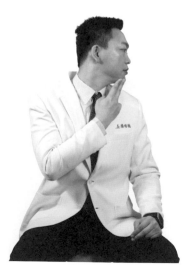

6 │ 右手兩手指輕推下巴後收，左手輕扶後腦勺輕輕往下方帶。

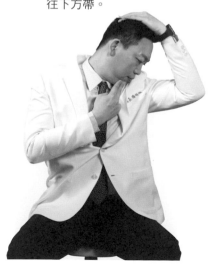

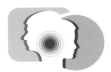

第**8**招

頸部拉伸

放鬆頸後肌群

長時間使用3C，頭頸會不自覺伸前或提高角度看螢幕，讓頸後肌群緊繃。如果放著不處理，小心痠痛、頸椎長骨刺！手指輕推下巴、輕扶頭部輕輕往前傾，左右伸展頸後肌群，讓脖子筋膜大放鬆，使頸部恢復柔軟度，暢通全身的經絡。

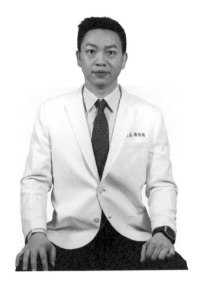

1 靠背坐直。

2 肩膀後收放鬆，下巴收起，低頭看地上。

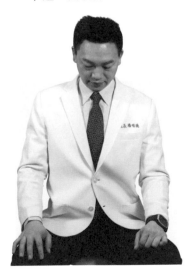

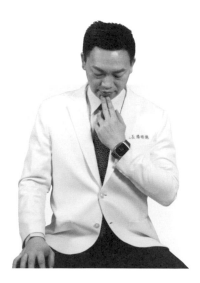

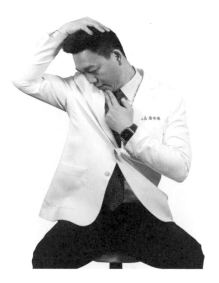

3 左手食指、無名指輕推下巴後收。

5 頭轉向左前方60度，左手輕推下巴，右手放在後腦勺輕輕往前帶。

4 另一手扶在頭後，往前輕柔施壓60秒。

6 換邊，頭轉向右前方60度，右手輕推下巴，左手放在後腦勺輕輕往前帶。

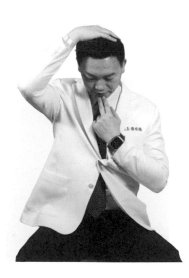

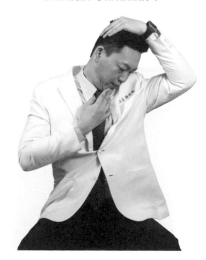

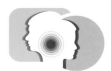
第9招

肩部滾動

改善圓肩駝背

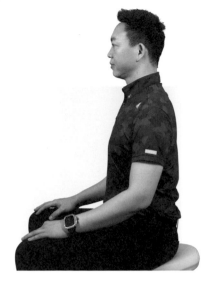

圓肩通常伴隨著駝背，基本上就是「上交叉症候群」，頸部上斜方肌或胸肌過度緊繃、下背下斜方肌太弱都會造成肌肉失衡。透過這個像畫圓般上下前後轉動肩膀來鬆動肩關節囊、放鬆周圍組織，增加肩關節的活動度。讓平時緊繃的肩頸放鬆。

1｜輕鬆站直或坐直。

2｜先提肩，慢慢往前拱。

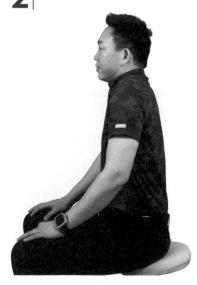

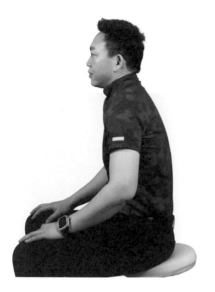

3 | 肩膀往前滾動。

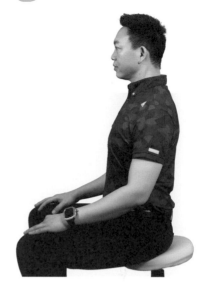

5 | 肩膀轉動時，注意脖子要
保持直挺。

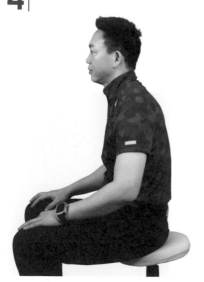

4 | 肩膀往後轉到底。

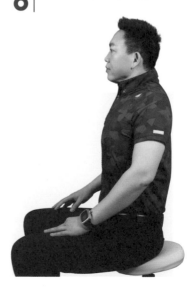

6 | 提肩，接著垂下放鬆。

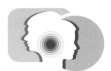

第**10**招

胸肌拉伸

放鬆肩胸肌群

胸肌拉伸動作除了訓練胸大肌外，也能紓緩胸部緊繃、呼吸不暢。強化背部肌肉除了減緩疼痛，也能內收肩胛骨，平常就不會一直無意識聳肩；雙手平舉加上扶住門框，感覺後背收緊，慢慢運用到體內深層肌肉，感覺肩胸肌群的伸展。

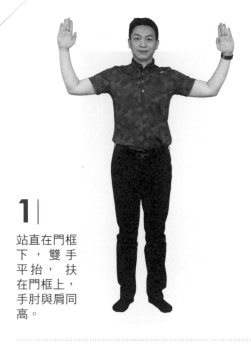

1|
站直在門框下，雙手平抬，扶在門框上，手肘與肩同高。

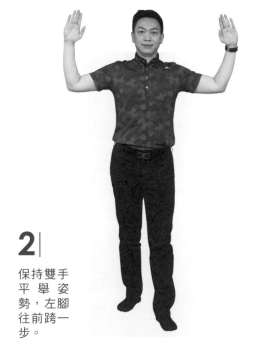

2|
保持雙手平舉姿勢，左腳往前跨一步。

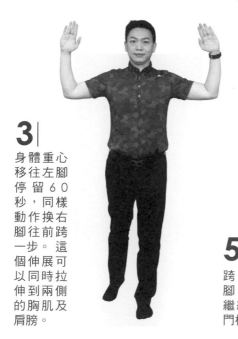

3|

身體重心
移往左腳
停留６０
秒，同樣
動作換右
腳往前跨
一步。這
個伸展可
以同時拉
伸到兩側
的胸肌及
肩膀。

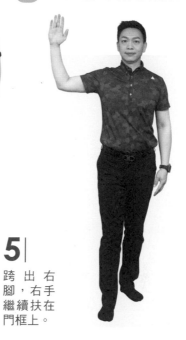

5|

跨出右
腳，右手
繼續扶在
門框上。

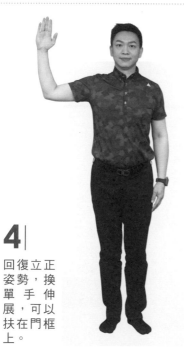

4|

回復立正
姿勢，換
單手伸
展，可以
扶在門框
上。

6|

身體重心
移往右
腳，搭配
呼吸拉伸
胸肌。

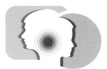

第 **11** 招

頸肩背伸展

改善肩胛骨活動角度

運用常見的貓式加上一些變
化，可以放鬆頸椎和肩膀，
伸展長期久坐受壓迫的脊
椎，增加身體靈活度。簡單
的動作有助於放鬆並拉伸頸
部及背部肌及筋膜；配合呼
吸伸展背脊，再加上身體扭
轉的姿勢，增加左右肩胛骨
的活動角度，感受到肩頸、
背部拉伸的感覺。

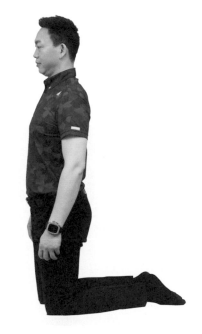

1 | 雙膝跪地，呈現高跪，
腰背先挺直。

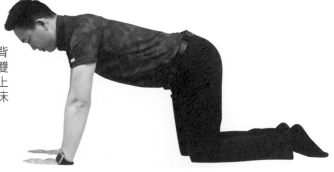

2 | 臉朝下，背
要撐平，雙
手放在地上
或軟墊、床
上。

3 慢慢把背向上拱起，同時配合吸氣，想像把空氣灌入背部中心位置。

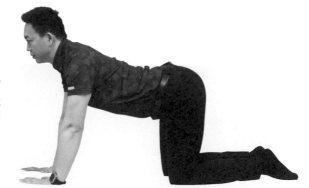

4 換凹背動作，慢慢把背往下壓，同時吐氣，眼睛看向前方。

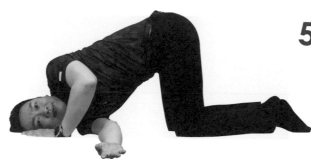

5 肩膀放鬆，右手往左手下方伸出，手要平伸，右肩平貼在地上。

6 換邊，左手往右手下方向左伸出。

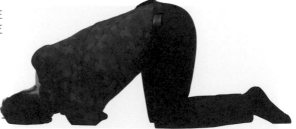

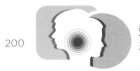
第**12**招

胸肩頸背伸展

放鬆擴背肌、三頭肌

過於緊繃的胸肌會造成圓肩，加強背部訓練能提升全身肌肉力量、改善頸椎僵硬和腰背痛。祈禱者式的動作利用身體的重量往後深度拉伸，自然帶動伸展肩頸、胸部及背部筋膜，能活動到闊背肌、三頭肌，主要功能為幫助肩胛骨運動，讓頸部、背部的肌肉筋膜鬆開。

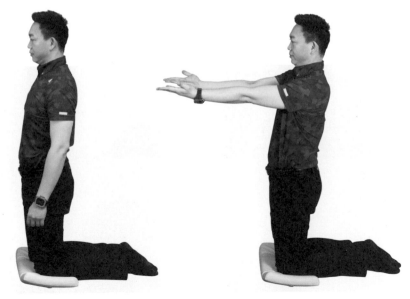

1 | 先呈現高跪姿，腰背挺直。

2 | 雙手平舉，掌心向上。

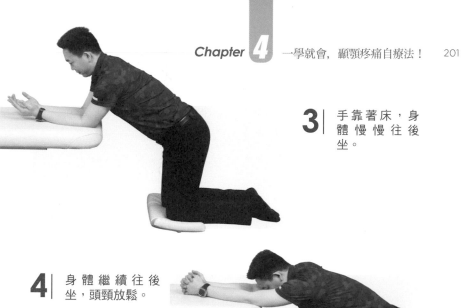

3 | 手靠著床，身體慢慢往後坐。

4 | 身體繼續往後坐，頭頸放鬆。

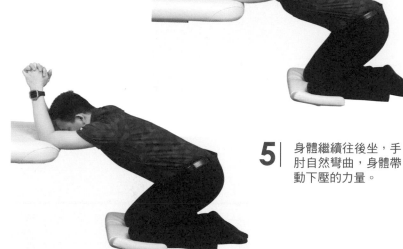

5 | 身體繼續往後坐，手肘自然彎曲，身體帶動下壓的力量。

6 | 身體繼續往後坐，臀部向下坐在腳跟上，雙手自然往後帶到背部方向，胸部擴張伸展，同時放鬆頭頸、胸部及背部筋膜，持續60秒。

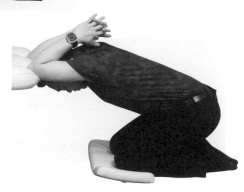

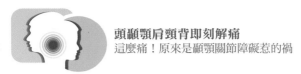

潘院長小叮嚀

　　以上12招紓緩不適的動作，幫助放鬆僵硬的肌肉、筋膜，要特別注意：在伸展過程中應該感到舒適而不是疼痛，如果有疼痛感、痠麻感或其他異常感覺，應立即停止動作伸展。若有嚴重的頸部問題或其他顳顎關節相關的嚴重疼痛，請務必先諮詢醫師或物理治理療師的建議。

好好睡，保護頸椎不受傷

　　顳顎關節可說是全身最複雜的關節之一，與顳骨相接，除了是活動下巴的重要支點，也相互牽引顏面肌肉、頸部肌肉、背部肌肉，甚至牽動全身肌筋膜。俗話說「睡眠治百病」，如果睡不好，各種疾病也跟著來！每天約六

至八個小時的睡眠可以讓身體充分放鬆，保持良好的體力，睡太多、睡太少都會危害身體健康，睡姿不良更會造成腰痠肩頸痛，而且越睡越累。

長期睡姿不良，肌肉並沒有得到放鬆，反而對脊椎與腰部造成龐大的負擔，增加椎間盤的軟骨壓力，久了發生頸椎、腰椎椎間盤突出、關節錯位等疼痛症狀，更難以入眠。想要避免頸椎、腰椎睡出問題，可以從挑選枕頭及改善睡姿做起，讓睡覺時身體能依舊維持生理弧度不變形，告別輾轉難眠、睡不好。建議睡前可做放鬆訓練，紓緩一整天緊張、焦慮情緒，減少夜間磨牙的頻率。

枕頭

古人說「高枕無憂」，形容成無憂無慮的樣子，原意是出自《戰國策·魏策》敘述的「把枕頭墊得高高，無憂無慮地睡覺。」但是，高枕未必無憂！從醫學影像檢查X

光片來看人體骨頭結構，頸椎的生理弧度凸向前方，如果枕頭過高的話，就會讓頸椎向前傾，睡覺時不自覺壓迫到頸部神經和椎動脈，久了易引起頸部痠痛、上肢發麻無力。所以，選擇適合自己睡躺的枕頭非常重要，挑選的重點在高度、材質、透氣、形狀四大分類。

- 高度

枕頭的作用其實包含了「枕頸」，平躺時要盡量枕到頸部，不要讓頸部懸空。測試看看平躺時，枕頭下緣應該要碰到肩膀上端，讓下巴保持水平的狀態。側躺時，枕頭高度應等於一側肩寬，臉部與身體的中心線呈現一致高度，簡單來說，側睡時的枕頭高度要比平躺時略高半個拳頭為宜。患有頸椎問題及高血壓、心臟病等特殊狀況，可諮詢物理師療師協助選擇枕頭高度，改善打鼾、血液循環。

- 材質

　　枕頭的材質關係到軟硬度、支撐力，躺下後會不會整個塌扁太軟或過度回彈變高。常見的材質有棉花、羽絨、天然乳膠、獨立筒等，試試看各種材質Q彈柔軟的特性是否貼合肩頸縫隙，避免頸部懸空或扁掉無法給予足夠支撐力，即使變換睡姿也應能快速恢復彈性。有些材質會產生輕微摩擦聲，翻身時從深眠變成淺眠，其噪音干擾也是睡不好的原因之一。

- 透氣

　　你是否有睡到滿身大汗的經驗？枕頭的吸濕排汗功能非常重要，避免過熱流汗影響睡眠，也減少臉部、頭部接觸布面而感到不適。對於怕熱的人來說，材質不透氣的話，整個晚上頭頸緊貼枕頭，常出現睡到後腦勺流汗悶濕的窘況，更可怕的是產生黴菌細菌，釋放過敏物質引發過敏、氣喘。枕頭大多會另套一層表布，添加涼感、防蟎抗菌等功能，已經選購好枕頭，不妨再挑選適合的枕頭搭

配，舒適性加倍。

• 形狀

　　枕頭形狀百百種，外觀喜好因人而異，不過枕頭形狀也關係著高度和支撐力。一般都是正規的長方形，另根據每人的睡姿習慣可選擇蝶形枕、月形枕、星形枕、護頸枕等。長方形的外觀就像麵包一樣，中央厚實較高，四角邊比較低，幾乎任何材質都可以做成長方形。其他形狀的枕頭則依側睡、平躺需求提供支撐結構，並根據個人體型選擇高度，讓身體自然放鬆不緊繃。

睡姿

　　睡覺翻來覆去，醒來可能跟睡前的位置大不同，再加上打鼾磨牙，常被說睡相很差！根據研究顯示，8個小時的睡眠中，人體翻身次數約20次左右，睡眠環境舒適度不佳，有可能超過50次以上，翻身時一個角度不對，隔天腰

痠背痛或落枕。古人對姿勢極為講究，稱道「站如松、坐如鐘、行如風、臥如弓」，睡覺的時候要像弓一樣的側臥，其實，睡姿並沒有好壞差別，但有關脊椎、頸椎的健康。

以側睡來說，雙腿彎曲如弓，髖關節可以得到放鬆，但是上面那隻腿不可往前滑貼住床面變成側趴睡的姿勢，這樣容易讓上半身的重量擠壓頸椎及肩胛。輔以在兩腿之間夾枕側睡，可避免長時間同一姿勢造成關節或周邊軟組織過大的壓力；側睡也能鬆開呼吸道，讓更多氧氣進入身體，減少睡眠呼吸中止的情況。另要注意，側左睡比側右睡佳，例如患有胃食道逆流者，可降低胃酸逆流的機會。胸前多了顆枕頭，抱姿使肩膀稍微帶出來，能睡得更舒服、更有安全感。

仰面朝天的正躺，在所有睡姿中最好、最平衡，所有重量都會平均放在腰背上，脊椎、肌肉自然放鬆，雙手放

置在身體兩側可以紓緩肩膀壓力。相對的，正躺姿勢跟選
對枕頭息息相關，如果高度不對，容易讓原有打鼾狀況更
嚴重，尤其是睡眠呼吸中止症的患者。對孕婦而言，正躺
因為子宮及胎兒會往後壓到下腔靜脈，易產生不適，因此
醫師大多會建議孕婦夾個大月亮形狀的枕頭側躺睡。

趴睡姿勢最不建議！因為頭部會轉向一側，讓脖子
單側緊繃，壓久了可能使脊椎旋轉錯位，趴睡也最容易
造成落枕。試想按摩或SPA推拿經驗，趴臥的床上都有個
「洞」，讓頭頸可以放進去而不受壓迫，但一般家裡的床
怎麼會有這種設計！趴睡極不符合人體工學，除非是背部
受傷或某些視網膜手術後的患者，建議修正趴睡姿勢，避
免壓迫胸腔影響呼吸，以及讓頸部肌肉長時間處在歪斜、
不平衡的位置。

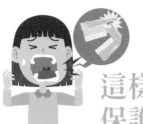

這樣吃，
保護顱顎最健康

有顱顎關節相關問題，大多是壓力大、長期姿勢不良以及「吃」出來的，因為張嘴角度過大而錯位，過度使用負責咬合的顳肌、咬肌和內翼肌。最常見的就是喜歡吃魷魚絲、肉乾、嗑瓜子等太硬、有韌性的食物，嚼檳榔、咬甘蔗、牛軋糖、蘋果和芭樂也會增加顱顎關節的負擔，對牙齒也具挑戰。當出現疼痛或功能障礙，除了積極復健治療，亦要著手調整飲食種類，暫時減少咬太硬的食物，再加上充足的睡眠，讓身體充分休息。熬夜會讓顱顎附近及肩頸附近的肌肉張力升高，讓原本緊繃的肌肉更加嚴重。

平時飲食注意事項

細嚼慢嚥好處多，能刺激大腦向胃腸發出信號，也能

分泌瘦體素抑制食慾，避免過量進食。但是嚼太多下也不好，易讓咀嚼肌群負擔加重，容易疲勞而加重顧顎關節的問題，建議一口咀嚼20下為基準，視食材而異調整牙齒磨碎食物的次數。除了咀嚼次數，張嘴的角度也很重要，想要一口塞進巨無霸漢堡、三明治，結果聽見「喀」一聲，下巴脫臼嚇壞了。平常可能無法察覺夜間磨牙、姿勢不良等習慣，下頜長時間用力隱藏發炎風險，嘴巴一張大就加劇了顧顎關節症候群。只要打呵欠或吃東西時有隱約疼痛的感覺，建議就醫檢查是否咀嚼肌群緊繃，更要小心吃太硬、太過韌的食物。

治療期間如何進食

　　顧顎關節的症狀相當多元，包括頭痛、耳朵痛、臉頰痛，一直延伸到腰痠背痛等，問題都可能出在肌筋膜失衡。當嘴巴痛到張不開或是卡住導致張開的角度有限，進食的種類就有限，要注意張嘴不要超過最大張口幅度的八

成。治療期間，飲食要循序漸進，吃東西要稍微挑選一下，不要太過辛辣、冰、熱、刺激的食物，避免過度刺激的食物讓疼痛更加劇、肌肉更緊繃、發炎指數升高。

嘴巴開闔有困難時，吃東西要「吃軟不吃硬」，進食種類要從簡單的流質食物開始，包括牛奶、米漿、稀飯，再進階到軟嫩的豆腐、蛋白、生魚片、握壽司。軍艦壽司的海苔遇到水會變韌，記得避開！接著可依序換吃湯餃、細麵線、再進階到家常麵，肉類則可漸進式增加，由涮肉片、三分熟菲力、再進階到雞胸肉、沙朗牛、全熟豬肉，等到疼痛指數降低，再進階到薄肉干、鴨肉、鵝肉。

掌握「量力而為」原則，嘴巴咀嚼累了就停下來；食物變換可以用一周為單位，慢慢透過放鬆滿足口慾和攝取營養。改善不正確的咀嚼習慣，把食物變小、變軟緩解進食張口的負擔，加上規律的生活，一定可以幫助患部復原。

頭顱顎肩頸背即刻解痛

這麼痛！原來是顳顎關節障礙惹的禍

作者潘明德 **美術設計暨封面設計**RabbitsDesign **行銷企劃經理**呂妙君 **行銷主任**許立心

總編輯林開富 **社長**李淑霞 **PCH生活旅遊事業總經理**李淑霞 **發行人**何飛鵬 **出版公司**墨刻出版股份有限公司 **地址**台北市昆陽街16號7樓 **電話** 886-2-25007008 **傳真**886-2-25007796 **EMAIL** mook_service@cph.com.tw **網址** www.mook.com.tw **發行公司**英屬蓋曼群島商家庭傳媒股份有限公司城邦分公司 **城邦讀書花園** www.cite.com.tw **劃撥**19863813 **戶名**書蟲股份有限公司 **香港發行所**城邦（香港）出版集團有限公司 **地址**香港九龍土瓜灣道86號順聯工業大廈6樓A室 **電話**852-2508-6231 **傳真**852-2578-9337 **經銷商**聯合股份有限公司（電話：886-2-29178022）金世盟實業股份有限公司 **製版印刷** 漾格科技股份有限公司 **城邦書號** KG4024 **ISBN** 9789862898673‧9789862898710（EPUB） **定價**420元 **出版日期**2023年5月初版 2024年6月二刷

國家圖書館出版品預行編目(CIP)資料

頭顱顎肩頸背即刻解痛：這麼痛!原來是顳顎關節障礙惹的禍/潘明德著. -- 初版. -- 臺北市：墨刻出版股份有限公司出版：英屬蓋曼群島商家庭傳媒股份有限公司城邦分公司發行, 2023.05
　　面；　公分
ISBN 978-986-289-867-3(平裝)
1.CST: 顳顎關節疾病 2.CST: 健康法

416.94　　　　　　　　　　112005710